Lucilla Titta

LA DIETA DEL MASCHIO

Tutto quello che ogni uomo deve sapere per mangiare sano e mantenersi in forma

Rizzoli

Pubblicato per

Rizzoli

da Mondadori Libri S.p.A.

ISBN 978-88-17-10221-6

Prima edizione: aprile 2018

La dieta del maschio

Al mio amore, Ugo

Introduzione

Ho passato anni a ricevere nel mio studio solo donne che si presentavano con la richiesta di raggiungere, o ritrovare, il tanto decantato peso forma. Ma qualcosa è cambiato: sempre più spesso compaiono nella mia agenda nomi di uomini, segno che, soprattutto nell'ultimo decennio, è cresciuto l'interesse della popolazione maschile per la nutrizione e in generale per la cura di sé.

All'inizio è stata una sorpresa, poi mi sono resa conto che si tratta di un fenomeno sempre più in espansione.

Ormai lo stesso significato della parola "dieta" sta cambiando: non più privazione e dimagrimento, e quindi in generale una fissazione tutta femminile, ma un comportamento alimentare che ci può aiutare a vivere meglio e ad ammalarci di meno. E in questa accezione, ovviamente, si possono riconoscere sia le donne sia gli uomini.

È indubbio, però, che l'approccio alla nutrizione sia molto diverso nei due sessi: gli uomini sono in genere molto meno informati e arrivano da me "a digiuno", senza mai aver davvero pensato a quello che mettono nel piatto. Al contrario, le donne sono purtroppo quasi sempre cresciute a "pane e dieta dimagrante" e quando arrivano nel mio studio le hanno già provate (quasi) tutte. È proprio questo il motivo per cui il successo del cambiamento di alimentazione, in termini di abbassamento dei fattori di rischio delle patologie più diffuse, nei maschi è quasi sempre eclatante.

Più di una volta i miei pazienti uomini, dopo una prima fase di diffidenza, tornavano in studio, esami alla mano, increduli che in un paio di mesi il colesterolo fosse crollato oppure che i valori della pressione fossero rientrati nella normalità. La cosa divertente è che spesso, nonostante sia ormai evidente a tutti che il cambiamento dello stile alimentare sia responsabile del miglioramento dei parametri fisiologici, mi sento dire: «Dottoressa, è incredibile come sia sceso il colesterolo… probabilmente è perché sono meno stressato!». Come no…

Ma naturalmente non tutti la pensano così, esiste anche una folta popolazione maschile che, consapevole dei fattori di rischio, e terrorizzata dalle malattie, intraprende un percorso nutrizionale con una chiara finalità preventiva. Di solito questi sono i pazienti più seri e attenti, vogliono indicazioni molto precise e le seguono alla lettera.

Secondo la mia esperienza di biologa nutrizionista, gli uomini, rispetto alle donne, oltre a perdere peso più in fretta e a mantenere più a lungo il peso forma, dichiarano spesso che farlo è «molto facile». Ha decisamente l'aria di una sbruffonata, ma è un dato di fatto che i miei pazienti maschi prendano molto sul serio i programmi alimentari personalizzati e che questi abbiano un effetto quasi istantaneo sui marker di rischio delle patologie più diffuse come l'ipertensione, l'iperglicemia, la dislipidemia e il sovrappeso.

Stiamo finalmente superando il pregiudizio secondo cui l'uomo che cura la propria alimentazione sia poco virile; va scomparendo il maschio che, sicuro di sé e soddisfatto del suo aspetto, non si mette a dieta perché non ne ha bisogno. La scienza ci dice chiaramente che non è una questione di estetica, ma che l'impatto dell'alimentazione sulla salute è universalmente riconosciuto.

La domanda di percorsi nutrizionali da parte degli uomini è quindi sempre crescente ma, ad affiancare il lavoro fondamentale dei professionisti della nutrizione (medici dietologi e biologi nutrizionisti) che assicurano percorsi personalizzati, mancano in Italia libri affidabili dal punto di vista scientifico che possano fornire risposte o indicazioni pratiche ai maschi interessati alla nutrizione. Paradossalmente, nonostante la maggior parte degli studi su alimentazione e stile di vita siano fatti sugli uomini, non ci sono a oggi indicazioni pratiche studiate apposta per loro.

È quello che voglio fare io con questo libro, ma con un approccio nuovo rispetto ai mille e più titoli destinati a un pubblico principalmente femminile: niente porzioni o grammature, indicazioni rigide e privazioni insostenibili, semplicemente una guida alla scelta e alla combinazione dei menu per i pasti principali a seconda di che tipo di vita si fa e tenendo conto dei fattori di rischio a cui sono più spesso soggetti gli uomini.

Questo libro quindi vuole rappresentare una raccolta della letteratura scientifica più aggiornata su alimentazione e salute del maschio, considerando gli aspetti culturali, sociali e pratici dell'argomento. Ma non spaventatevi: non è per niente un trattato per scienziati, è un libro pratico in cui la teoria fa da (solide) fondamenta. Ognuno potrà trovare nelle prossime pagine delle indicazioni su misura in base allo stile di vita che conduce e alle caratteristiche della propria giornata lavorativa, con molte proposte di menu e un prezioso vademecum per effettuare le scelte corrette a tavola in casa propria, in mensa, al bar o al ristorante.

Un libro per gli uomini, ma anche per tutte quelle mogli, sorelle, fidanzate, figlie che non sanno più come convincere i maschi di casa a cambiare stile alimentare per guadagnarci in salute e qualità della vita. Per chi sta bene e vuole prevenire, ma anche per chi ha fattori di rischio e li vuole ridurre anche attraverso l'alimentazione.

Prima parte
STARE BENE

1
Patologie e prevenzione nutrizionale

Non pazienti, ma uomini e donne

Che uomini e donne siano diversi non è certo né una scoperta, né una novità. Tuttavia, è solo dagli anni Novanta che la medicina ha iniziato a studiare come e quanto il genere influenzi le malattie e le relative terapie. Pur essendo ancora rari gli insegnamenti specifici nelle università italiane ed europee, si va sempre più in direzione di una medicina che consideri l'impatto di queste differenze per raggiungere una sempre maggiore personalizzazione delle cure. Anche se le malattie sono le stesse per gli uomini e per le donne, i sintomi, il decorso e la risposta ai trattamenti possono essere anche molto diversi. Ci sono patologie che colpiscono maggiormente il genere maschile: è il caso di patologie cardiovascolari, diabete di tipo 2, obesità, patologie del sistema gastrointestinale, steatosi epatica (fegato grasso) e alcuni tipi di tumore (colon, polmone e, ovviamente, prostata). Pur molto diverse tra loro, tutte queste malattie hanno un comune denominatore: sono strettamente legate all'alimentazione e allo stile di vita. Bastano quindi pochi semplici cambiamenti nelle proprie abitudini per ridurre, anche drasticamente, i relativi fattori di rischio.

Nelle pagine che seguono, troverete un elenco delle più comuni malattie degli uomini correlate all'alimentazione e le linee guida delle principali società scientifiche per la prevenzione nutrizionale.

Obesità

Che cos'è

Si parla di obesità quando l'Indice di Massa Corporea (IMC) di una persona supera il valore di 30. In un mondo in cui milioni di persone soffrono di malnutrizione, l'obesità sta diventando sempre più un'emergenza sanitaria. Tra i principali fattori di rischio delle patologie cardiovascolari e oncologiche, per l'obesità non si nota una forte prevalenza di genere; tuttavia, gli uomini tendono maggiormente ad accumulare tessuto adiposo addominale che è correlato a un aumentato rischio cardiovascolare.

Confrontando due indagini Oec/Hes (Osservatorio epidemiologico cardiovascolare/Health examination survey) effettuate a 10 anni di distanza (1998-09 e 2008-12), emerge che negli uomini di età compresa tra i 35 e i 74 anni sono aumentati il valore medio dell'Indice di Massa Corporea da 27 a 28 Kg/m^2, la circonferenza vita da 95 a 96 cm, e la prevalenza di adiposità addominale, che è passata dal 35,9% al 40,3%. Il tasso di obesità ha raggiunto circa il 25% in entrambi i generi.

Le cause

Pur essendo in rari casi legata a fattori genetici, l'obesità è senz'altro la conseguenza di scorrette abitudini alimentari e di vita, ovvero di un apporto eccessivo di energia (attraverso il consumo di alimenti ad alta densità calorica) unito alla mancanza di attività fisica e quindi a un insufficiente dispendio energetico.

Come abbassare il rischio

È evidente come una drastica modifica delle abitudini alimentari, sotto la guida di un professionista, unita a una regolare attività fisica possano portare forti miglioramenti a questa condizione. La maggior parte delle società scientifiche che si occupa di obesità è consapevole però che tale stato sia molto difficile da invertire, e che l'unica vera arma contro l'obesità sia in realtà la prevenzione. È quindi molto più efficace intervenire con campagne di comunicazione specifiche per tutte le fasce di età. Le linee guida sono comuni a quelle per la prevenzione cardiovascolare e oncologica, di cui l'obesità, come abbiamo detto, è un fattore di rischio importante.

Ipertensione arteriosa e malattie cardiovascolari

Che cos'è

Anche se non si può stabilire un livello di pressione che sia ideale per tutti, è possibile suggerire un valore indicativo oltre il quale si comincia a parlare di ipertensione: quando la massima supera i 140 mmHg e la minima i 90 mmHg. In pratica il cuore deve compiere uno sforzo superiore alla norma per spingere il sangue in tutto il corpo, affaticandosi più del necessario.

Una pressione arteriosa elevata è strettamente legata all'insorgenza delle malattie cardiovascolari: seppure in diminuzione, la cardiopatia coronarica e l'ictus restano ancora oggi molto frequenti e invalidanti. D'altro canto, le malattie cardiovascolari continuano a essere la principale causa di morte, sia per gli uomini sia per le donne.

Il dato preoccupante riguarda l'alto numero di persone che non sa di soffrire di ipertensione perché non tiene controllata la propria pressione arteriosa, pur trattandosi di un'operazione estremamente semplice e, allo stesso tempo, di massima importanza per valutare il rischio di malattie cardiovascolari.

Le cause

Nella maggioranza dei casi, l'ipertensione non ha un'unica causa scatenante ma un insieme di fattori di rischio tra cui la familiarità, l'obesità, l'età, il fumo, la sedentarietà, l'ipercolesterolemia, il diabete. A parte familiarità, fumo e sedentarietà, tutti gli altri fattori di rischio sono fortemente correlati a un'alimentazione scorretta.

Come abbassare il rischio

Oggi sappiamo che prevenire l'ipertensione arteriosa, e quindi il rischio di malattie cardiovascolari, è possibile intervenendo su tre fronti: una corretta alimentazione, ricca di frutta e verdura e povera di grassi saturi e sale; l'aumento dell'attività fisica; un'adeguata terapia farmacologica.

In particolare, lo studio DASH (Dietary Approaches to Stop Hypertension) ha dimostrato che esiste un rapporto molto stretto tra alimentazione e controllo della pressione arteriosa: è stato condotto su 459 pazienti, uomini e donne con un'età media di 46 anni e con valori di pressione arteriosa sistolica inferiori a 160 mmHg e arteriosa diastolica tra 80 e 95 mmHg. Nel confronto con una dieta di controllo, la popolazione che seguiva la dieta DASH, a base di alimenti poveri di grassi saturi, ricchi di fibre e sali minerali, ha evidenziato una riduzione della pressione arteriosa sistolica di 2,8 mmHg e di quella diastolica di 1,1 mmHg. Altri studi sono poi giunti alle stesse conclusioni.

Andrebbero quindi proposte queste semplici regole a tutta la popolazione, in particolare a chi soffre di ipertensione arteriosa: consumare ogni giorno 4-5 porzioni di frutta e verdura; ogni settimana, assumere almeno due porzioni di pesce e di cibi ricchi di potassio (banane, albicocche, datteri, arance, kiwi), legumi e vegetali a foglia verde; evitare alimenti ricchi di grassi saturi (salumi e formaggi); limitare il consumo di carni rosse.

Un'alta concentrazione di colesterolo nel sangue è un fattore di rischio importante per la cardiopatia coronarica e per le patologie cerebrovascolari, quindi una corretta alimentazione può davvero fare la differenza. Tre studi (il Framingham Heart Study, il Pooling Project e l'Israeli Prospective Study) hanno confermato il nesso tra colesterolo a cardiopatia ischemica: è dimostrato un aumento della mortalità in presenza di livelli di colesterolemia superiori a 200-220 mg/dl. Un altro studio, il Multiple Risk Factor Intervention Trial (MRFIT), ha correlato colesterolemia a mortalità coronarica.

Sulla base di queste evidenze, ulteriori studi hanno constatato una diminuzione nel rischio di cardiopatie ischemiche (25-30% nella popolazione di anni 55-64) dopo 5 anni di riduzione del colesterolo nel sangue di 0.6 mmol/l (circa 10% per il colesterolo totale, il 15% per il colesterolo a bassa densità di lipoproteine -LDL).

Il National Research Council ha condotto uno studio dal quale emerge che una diminuzione del 10% del colesterolo ematico abbatte del 20-30% le morti per malattie ischemiche del cuore. E non è difficile ottenere questa diminuzione: piccoli cambiamenti nella dieta, tra cui una riduzione di grassi saturi, possono fare addirittura più dei medicinali.

Più la pressione arteriosa è alta, maggiore è il rischio di ictus, e sono molti gli studi che lo confermano. Correggere quindi le proprie abitudini alimentari, e limitare il consumo di alcol e sale, portando a un abbassamento della pressione, riduce di conseguenza il rischio di ictus e malattie coronariche. Basterebbe una riduzione giornaliera di circa 3 g di sale, a livello di popolazione, per far calare del 22% l'incidenza di ictus e del 16% l'incidenza di malattie coronariche.

L'American Dietetic Association nel 2010 propone il documento *The Evidence for Medical Nutrition Therapy for Type 1 and Type 2 Diabetes in Adults*, in cui afferma che gli obiettivi primari della terapia medico-nutrizionale per le persone con malattia cardiovascolare sono di limitare gli acidi saturi, i grassi trans e il colesterolo. Afferma inoltre che sono riportati in letteratura gli effetti benefici di fibre, fitosteroli/fitostanoli (si trovano negli oli vegetali e, in piccole quantità, anche in frutta e verdura fresche, nei semi e nei legumi), acidi grassi polinsaturi omega-3 (nei pesci quali salmone, alici e dentice) e in altri alimenti vegetali come noci e semi di lino.

Iperglicemia e diabete

Che cos'è

Con il termine "iperglicemia" si intende quella condizione in cui si riscontrano valori elevati di glicemia nel sangue a digiuno maggiore di 100 mg/dl. Quando il valore di glicemia a digiuno è >126 mg/dl confermato in almeno due giornate differenti si parla di diabete. Il diabete è una patologia molto invalidante, ma anche qui gioca un ruolo importantissimo la prevenzione, attraverso una corretta alimentazione e uno stile di vita attivo.

Dalle stesse indagini Oec/Hes (1998-02 e 2008-12) di cui abbiamo già parlato emergono dati incoraggianti sulla diffusione di iperglicemia e diabete: negli uomini tra i 35 e i 74 anni il valore della glicemia è rimasto invariato a 101 mg/dl, così come la prevalenza di diabete, stabile all'11% circa, e di iperglicemia, al 10% circa. Il numero di uomini diabetici trattato in modo adeguato è aumentato dal 7,9% al 12,7%, mentre è diminuita dal 29,2% al 18,5% la prevalenza di sindrome metabolica.

Il diabete resta leggermente più diffuso tra gli uomini che tra le donne, ma ciò che sorprende è che ben il 45,3% dei soggetti diabetici maschili non ha alcuna consapevolezza della malattia, e il 26,5%, pur avendone consapevolezza, non esegue alcun trattamento.

Le cause

Mentre quello insulino-dipendente è scarsamente legato all'alimentazione, ma meno frequente, il diabete di tipo 2, Non Insulino-Dipendente (NID), si associa a un peggior profilo lipidico, un peggior controllo dei valori di pressione arteriosa, più frequente sovrappeso e obesità, maggior rischio cardiovascolare e peggior prognosi dopo un evento cardiovascolare. L'obesità ha un ruolo importante nell'insorgenza della malattia: tra i 20 e i 45 anni, un uomo con un IMC superiore a 30 ha un rischio di 3,8 volte superiore di contrarre il diabete rispetto a un normopeso, mentre tra i 45 e i 75 anni il rischio relativo è di 2 volte superiore. Più nello specifico, il rischio aumenta progressivamente con l'aumentare del rapporto tra la circonferenza della vita e la circonferenza dei fianchi.

Come abbassare il rischio

Secondo l'Associazione Americana del Diabete (American Diabetes Association, ADA), un cambiamento nelle abitudini di vita può diminuire le probabilità di incidenza del diabete di tipo 2 fino al 58% in 3 anni, del 43% a 20 anni in Cina, sempre del 43%, ma a 7 anni, in Finlandia, e del 34% a 10 anni negli Stati Uniti.

Le Linee guida per la diagnosi e la cura del diabete di tipo 2 raccomandano di evitare il sovrappeso e svolgere un'attività fisica regolare; ridurre l'apporto totale di grassi (che devono essere meno del 30% dell'apporto energetico giornaliero) e in particolare degli acidi grassi saturi (meno del 10% dell'apporto calorico giornaliero); aumentare l'apporto di fibre vegetali (almeno 15 g ogni 1000 kcal, quindi per un uomo che assume circa 2000 kcal al giorno sono 30 g di fibra).

Gli standard italiani per la cura del diabete di tipo 2 insistono invece sull'importanza della Dieta mediterranea, quindi di un'alimentazione ricca di fibre provenienti da ortaggi, frutta e cereali non raffinati e povera di grassi di origine animale. È molto efficace per una diminuzione ponderale a breve termine, così come le diete ipocaloriche. Adottare sia un'alimentazione ipocalorica sia povera di grassi saturi, oltre a un dimagrimento del 5% in 3 anni porta a una riduzione del 58% di nuovi casi nella popolazione a rischio. La comunità scientifica concorda sull'importanza della qualità e della quantità dei carboidrati nei diversi alimenti (espresse con Indice Glicemico, IG, e Carico Glicemico, CG), perché influenzano in modo diverso la glicemia postprandiale.

Sono in costante aggiornamento anche gli studi su micronutrienti, supplementi e cibi funzionali, come afferma l'Associazione Diabetics UK in un documento del 2011, e sugli effetti che questi hanno sui pazienti diabetici. Al momento, però, non ci sono evidenze di un beneficio rispetto alla popolazione generale, e ogni scelta in questa direzione andrebbe prima discussa con un esperto. Nello stesso documento si legge di un miglioramento del colesterolo totale e dell'LDL in chi soffre di diabete grazie a un consumo quotidiano di alimenti arricchiti con steroli vegetali e stanoli vegetali (2-3 g/die), mentre chi soffre di diabete di tipo 2 o ha elevati livelli di trigliceridi nel sangue li può migliorare con l'aggiunta di 3 g/die di n-3 (omega-3) da olio di pesce marino (acido eicoisapentenoico, EPA e acido docosaesaenoico, DHA). Inoltre, almeno due volte alla settimana si consiglia il consumo di pesce azzurro per il suo contenuto di preziosi acidi grassi.

Nelle raccomandazioni nutrizionali basate sull'evidenza per la terapia e la prevenzione del diabete mellito dell'EASD (European Association for the Study of Diabetes) adottate dalla Società Italiana di Diabetologia (SID), del 2005, non si raccomanda l'assunzione di integratori e alimenti funzionali, dal momento che un'alimentazione corretta fornisce ugualmente gli strumenti per la prevenzione.

Steatosi epatica (fegato grasso)

Che cos'è

Colpisce soprattutto gli uomini tra i 40 e i 60 anni, e con meno frequenza i più anziani. Quando i grassi nel sangue sono in eccesso, il fegato non riesce a metabolizzarli tutti e quindi si accumulano nel tessuto dell'organo: le sue cellule si riempiono di trigliceridi fino a rendere la percentuale di grasso all'interno del fegato superiore al 5% del peso dell'organo stesso. In queste condizioni si parla di steatosi epatica o, più comunemente, di fegato grasso. Il fegato grasso compare più frequentemente nelle persone sovrappeso o con problemi di obesità. Studi di letteratura dimostrano come avere il fegato grasso comporti un aumento del rischio di soffrire di disturbi cardiovascolari. Nuovi risultati, inoltre, collegano strettamente il fegato grasso con il diabete e quindi chi ne soffre deve essere monitorato più accuratamente da medici e professionisti della nutrizione.

Questo accumulo di grasso nelle cellule del fegato colpisce circa il 25% della popolazione mondiale, per raggiungere il 70-90% dei pazienti obesi o con diabete mellito di tipo 2.

Le cause

Non sono ancora del tutto note le cause, ma le ricerche vanno sempre più nella direzione di un'associazione tra questa patologia e una dieta squilibrata, troppo calorica, troppo grassa, oltre a uno stile di vita eccessivamente sedentario. Il corpo recepisce meno l'effetto regolatore dell'insulina e l'energia in eccesso si trasforma in grasso addominale, particolarmente pericoloso per l'equilibrio metabolico. Tra le altre condizioni legate all'insorgenza del fegato grasso anche l'anemia, squilibri ormonali, carenza di vitamina B12, deficit di carnitina, perdita di peso molto veloce o sforzi fisici eccessivi. Chi soffre di fegato grasso in genere ha sviluppato anche l'insulino-resistenza. Non si tratta di una vera e propria malattia, ma è un fattore di rischio importante per patologie cardiovascolari e diabete.

Come abbassare il rischio

Il fegato grasso è generalmente asintomatico e quasi tutti coloro che ne soffrono lo scoprono casualmente con un'ecografia all'addome, spesso effettuata per altri motivi. Per questo sono fondamentali i controlli periodici, in modo da evitare che la steatosi evolva silenziosamente per anni e si verifichino danni permanenti al fegato: il 10% dei casi degenera in steato-epatite, caratterizzata da infiammazione e rischio di cirrosi.

Il fegato grasso, però, si può prevenire adottando un'alimentazione povera di grassi saturi e ricca di frutta e verdura, mangiando pesce più volte alla settimana e bevendo pochi alcolici, oltre che svolgendo un po' di attività fisica.

Le stesse indicazioni valgono anche quando la patologia è ormai presente, dal momento che manca a oggi un trattamento farmacologico specifico.

Patologie del tratto gastrointestinale: reflusso, gastrite, colon irritabile

Che cosa sono

Si tratta di patologie estremamente diffuse in Italia. Possono avere sintomi acuti oppure un decorso più lieve che però con il tempo può arrivare anche a cronicizzarsi.

Più del 44% degli italiani (il 10-20% della popolazione occidentale) soffre di reflusso gastroesofageo, che causa forti bruciori dovuti al ritorno di cibo e succhi gastrici dallo stomaco nell'esofago. Nella metà dei casi il disagio si presenta almeno due volte alla settimana.

Tra il 5 e il 10% degli italiani soffre invece di ulcera peptica, che porta lesioni alla parete dello stomaco e del duodeno. Generalmente si risolve ambulatorialmente, ma richiede il ricovero d'urgenza se causa sanguinamento digestivo.

Altra patologia molto comune del tratto gastrointestinale è la gastrite. Lo sa bene circa un milione di italiani, periodicamente in guerra contro i sintomi più tipici di questo disturbo: bruciori di stomaco, crampi, nausea, vomito.

Piuttosto diffusa anche la sindrome dell'intestino irritabile, che una volta veniva definita "colite spastica" o "colon irritabile". Si presenta tipicamente con un fastidio o dolore addominale, che migliora dopo l'evacuazione; l'intestino può essere stitico, diarroico oppure di tipo misto, ossia con alternanza fra stipsi e diarrea. Spesso i pazienti sperimentano una riduzione della qualità della vita, e circa il 60% di essi lamenta anche debolezza e affaticamento.

Tali patologie possono avere origini e decorsi molto diversi, ma senz'altro hanno una forte correlazione con alimentazione e stile di vita: non dimentichiamoci che sono patologie del sistema digerente, quindi è ovvio chc il fattore ambientale che più influisce su tale sistema sia il cibo che ingeriamo quotidianamente.

Le cause

Spesso alla base della gastrite vi sono cattive abitudini alimentari, eccesso di alcol o tabacco, sale, spezie, alcuni condimenti, cibi irritanti per la mucosa dello stomaco ma anche un'eccessiva assunzione di alcuni farmaci di utilizzo comune con proprietà gastrolesive (acido acetil salicilico e simili).

Sono molteplici anche le cause del colon irritabile e, nello stesso individuo, non è riconoscibile un singolo fattore scatenante. Certamente corretta alimentazione e attività fisica sono alla base del trattamento di questo problema e della prevenzione di patologie più importanti come il tumore del colon-retto.

Come abbassare il rischio

Le nuove Linee guida dell'American college of gastroenterology per la diagnosi e cura della malattia da reflusso gastroesofageo sono state recentemente pubblicate sul "Journal of Gastroenterology", ed evidenziano l'importanza di una modifica nello stile di vita e nelle abitudini alimentari, visto il beneficio apportato dalla perdita di peso. Sfatano inoltre alcuni luoghi comuni su alimenti che sarebbero ritenuti tra i responsabili di questi disturbi: caffeina, cioccolato, alimenti piccanti, agrumi, cibi grassi, menta o bevande gassate non hanno alcun legame con l'insorgenza di Gerd (Gastro-Esophageal Reflux Disease).

Una correzione degli stili di vita, in particolar modo delle abitudini alimentari, può aiutare a prevenire anche la gastrite.

Se c'è il sospetto di colon irritabile il medico consiglierà il Breath test per l'intolleranza al lattosio (o test del respiro): l'esame è utile per verificare se è presente la lattasi, che è l'enzima necessario per digerire gli zuccheri (lattosio) presenti nei prodotti caseari, (i latticini). Se l'enzima è assente, l'abolizione degli alimenti contenenti lattosio può eliminare i disturbi. Sono utili anche gli esami del sangue per la malattia celiaca perché l'allergia al glutine si può presentare con sintomi simili alla sindrome dell'intestino irritabile.

Patologie oncologiche

Che cosa sono

La parola "cancro" identifica un insieme di oltre duecento malattie, che colpiscono organi e tessuti diversi nell'organismo. Sono tutte caratterizzate dalla crescita incontrollata di cellule "anomale". Queste cellule, fuori controllo, generano masse che compromettono il funzionamento del tessuto o dell'organo in cui si trovano. Possono invadere i tessuti circostanti e, entrando nel flusso sanguigno e linfatico, diffondersi nell'intero organismo.

I tumori che con maggiore frequenza colpiscono gli uomini e che hanno una correlazione con alimentazione e stile di vita, in proporzioni differenti, sono il carcinoma della prostata (18%), del colon-retto (16%), del polmone (15%) e della vescica (11%).

Le cause

È noto che i tumori sono malattie multifattoriali in cui genetica, fattori ambientali e il caso possono incidere in proporzioni differenti da persona a persona.

La dieta, intesa come il complesso delle abitudini alimentari, è attualmente considerata l'unico fattore ambientale in grado di modulare il rischio neoplastico: funziona sia come fattore protettivo sia come fattore di rischio, a seconda della qualità, della quantità e della frequenza di consumo degli alimenti che la compongono.

Come abbassare il rischio

Un corretto stile di vita, con particolare attenzione all'alimentazione, è in effetti l'unico strumento, al momento, che consente di abbassare il rischio di insorgenza dei tumori che più colpiscono gli uomini; per questo, le società scientifiche mettono in risalto comportamenti a tavola che possono aumentare il rischio di incidenza di alcune tipologie di tumori:

- *Carne rossa e carne conservata*: secondo la IARC (International Agency for Research on Cancer, Agenzia Internazionale per la Ricerca sul Cancro), consumare quotidianamente una porzione di carne conservata (50 g) aumenta del 18% in media il rischio di ammalarsi di tumore del colon-retto, mentre una porzione di carni rosse (100 g) lo aumenta del 17%.
- *Sale* (*alimenti conservati con sale*): il WCRF (World Cancer Research Fund International, Fondo Mondiale per la Ricerca sul Cancro) ha riscontrato un'evidenza probabile tra consumo di sale e aumento del rischio del tumore allo stomaco: il sale può ledere la mucosa dello stomaco, che quindi va più probabilmente incontro a infiammazione e atrofia; di conseguenza, aumenta il rischio di colonizzazione di *Helicobacter pylori*, il fattore di rischio principale per il tumore gastrico. Non sono dunque

singoli alimenti ad aumentare il rischio, ma la loro modalità di conservazione.

- *Alcol*: in Europa, dopo il fumo e l'ipertensione, il consumo eccessivo di alcol è al terzo posto tra le cause di malattia e morte prematura. Il nesso tra consumo di alcol e tumori è, secondo la IARC, più stretto nei forti consumatori abituali. Il rischio è associato ai tumori del tratto aereo superiore (25-44%), del fegato (18-33%) e del colon-retto (4-17%).
- *Obesità*: tra tutti i tumori che in Europa colpiscono gli uomini, il 3,2% può essere attribuito al peso in eccesso.

Il 30-40% dei tumori che colpiscono gli uomini potrebbe essere evitato grazie a qualche modifica a tavola. Sono ormai molti gli studi che hanno dimostrato il collegamento tra quello che mangiamo, e come lo cuciniamo, e l'insorgenza e l'evoluzione dei tumori. A questo proposito, il Codice Europeo contro il cancro parla di alimentazione in tre raccomandazioni su sei: moderare il consumo di alcolici, aumentare il consumo di frutta, verdura e cereali a elevato contenuto di fibra ed evitare il sovrappeso riducendo il consumo di alimenti ad alto contenuto energetico.

Il WCRF ha riassunto in otto punti le conclusioni dei numerosissimi studi in merito alla riduzione del rischio oncologico attuabile a tavola, validi anche come prevenzione per le recidive:

1) Mantenersi nel proprio peso-forma, quindi con un Indice di Massa Corporea tra 18,5 e 24,9, secondo l'Organizzazione Mondiale della Sanità. Per calcolarlo, basta dividere il peso espresso in chilogrammi per il quadrato dell'altezza espressa in metri.
2) Svolgere un po' di attività fisica ogni giorno: per cominciare, va bene anche camminare per mezz'ora a passo svelto, per poi magari arrivare a un'ora.
3) Ridurre il consumo di cibi molto calorici (di solito quelli precotti, confezionati o da fast food) ed evitare le bevande zuccherate.
4) Consumare in grande abbondanza cibi di provenienza vegetale (cereali non raffinati, legumi, frutta e verdura). Ogni giorno, tra frutta e verdura bisognerebbe raggiungere circa 600 g (le patate sono escluse).
5) Limitare le carni rosse (ovine, suine e bovine, compreso il vitello) a non più di 500 g alla settimana ed evitare quelle conservate (insaccati, wurstel).

6) Limitare il consumo di bevande alcoliche: un uomo non dovrebbe bere più di due bicchieri di vino al giorno, equivalenti a una lattina di birra o a un bicchierino di liquore, e sempre durante i pasti.
7) Consumare non più di 5 g di sale al giorno e limitare i cibi conservati sotto sale.
8) Cercare di variare il più possibile la dieta, per assumere in modo naturale (senza quindi ricorrere a integratori, che non hanno funzione preventiva rispetto al cancro) tutti i nutrienti necessari.

Osteoporosi

Che cos'è

Anche se è comunemente considerata una patologia femminile, che colpisce dopo la menopausa, ne sono affetti anche gli uomini, con l'avanzare dell'età e il calo fisiologico del testosterone. È caratterizzata da una aumentata debolezza ossea che aumenta la possibilità di fratture, anche spontanee.

Tra le più frequenti fratture riconducibili all'osteoporosi in Italia c'è il femore (43%), la colonna vertebrale (21%) e il polso (9%). Rilevata anche la frattura dell'anca, con un'incidenza paragonabile a quella di altri Paesi. In totale, sono circa 32.000 le fratture causate dall'osteoporosi in Italia in un anno, un dato in aumento visto il progressivo invecchiamento della popolazione.

Le cause

Fino ai 30 anni, gli uomini accumulano massa ossea. Superata questa soglia di età, la neoformazione rallenta e inizia il riassorbimento. Questo processo subisce un'accelerazione verso i 70 anni: la perdita di massa ossea è più rapida, diminuisce l'assorbimento di calcio e lo scheletro, di conseguenza, si indebolisce, diventando più fragile e quindi più facilmente soggetto a fratture.

Come abbassare il rischio

Per contrastare questa patologia, la prevenzione nutrizionale è fondamentale, dato che ritardare il processo di indebolimento scheletrico anche di pochi anni ridurrebbe drasticamente il numero di fratture. Per ora, gli studi si sono concentrati su pochi nutrienti, ma recentemente è stato ipotizzato che la Dieta mediterranea potrebbe avere un effetto positivo anche su questo problema.

La Società Italiana di Ortopedia e Traumatologia (SIOT) per la prevenzione dell'osteoporosi consiglia una dieta equilibrata completa di proteine, fibre e frutta, oltre chiaramente che di calcio e vitamina D. Il calcio è presente nei latticini ma si trova abbondante anche in alcune tipologie di acque, nelle erbe aromatiche essiccate, come timo e maggiorana, e nel pesce, ad esempio in sardine e acciughe. La vitamina D è presente in molti pesci tra cui l'aringa, il tonno e il salmone.

Diagnosi precoce

La prevenzione e la diagnosi precoce sono la migliore medicina. Quello che spesso viene presentato come un semplice "tagliando" annuale è invece uno strumento prezioso per mantenere al meglio la salute: permette di individuare precocemente la presenza di malattie in persone che non ne presentano ancora i sintomi, o comunque individuare dei fattori di rischio e quindi porvi rimedio con farmaci e/o modifiche nello stile di vita.

Identificare la patologia in una fase precoce dà migliori possibilità di trattamento e guarigione (o comunque controllo). Per gli uomini non esistono linee guida ministeriali per un check-up completo, anche se alcuni enti privati ne propongono di vario tipo. In generale è consigliabile rivolgersi al proprio medico che sarà in grado di valutare i fattori di rischio e prescrivere gli esami adatti.

La scienza infatti evolve molto rapidamente e ci mette a disposizione sempre nuove tecnologie, ma l'opportunità di ogni analisi va valutata in base ai fattori di rischio specifici come genere, età, pressione sanguigna e abitudini di vita, dall'alimentazione al fumo. Per una persona in buona salute e senza sintomi evidenti, gli esami del sangue, discussi con il proprio medico, rimangono la base di ogni controllo annuale perché sono in grado di identificare un ampio ventaglio di problemi, dal colesterolo alto al rischio di diabete.

2
Mangiare bene

Meglio ripeterlo una volta in più: quando parlo di "dieta" non mi sto riferendo a un regime alimentare di privazioni mirato al dimagrimento, ma all'insieme di abitudini che tutti noi abbiamo quando ci sediamo a tavola e che possono essere giuste o... migliorabili. Come abbiamo visto nel precedente capitolo, la corretta composizione della dieta, oltre a soddisfare i fabbisogni nutrizionali dell'organismo, può portare dei benefici alla salute ed essere funzionale alla prevenzione di molte patologie.

Per riuscire a impostare un'alimentazione sana, e quindi il più possibile completa e varia, un primo consiglio potrebbe essere consumare frutta e verdura di stagione: oltre a essere più buona e meno cara, ci permette di portare in tavola alimenti diversi senza sforzi, solo seguendo il naturale ciclo del tempo. Una buona abitudine, facile da adottare, può essere quella di iniziare il pasto proprio con verdura di stagione cotta o cruda, per abbassare l'impatto glicemico dei piatti (cioè la capacità di innalzare gli zuccheri nel sangue) e aumentare il senso di sazietà. Deve invece essere molto limitato il consumo di alimenti ad alto contenuto di grassi saturi, come ad esempio burro, salumi e insaccati, dolciumi e formaggi stagionati, mentre, al contrario, consumare quotidianamente alimenti ad alto contenuto di grassi insaturi, come frutta a guscio non salata (noci, nocciole, mandorle, pistacchi) olio extravergine d'oliva, semi oleosi (lino, sesamo, girasole) è molto protettivo per la salute cardiovascolare. Anche il pesce azzurro, come sgombro e sardine, è un'ottima fonte di grassi insaturi e polinsaturi.

Noi, in quanto italiani, siamo fortunati perché il modello alimentare vincente è senz'altro la Dieta mediterranea – le società scientifiche internazionali concordano all'unisono – ma spesso non è chiaro come seguirlo, distante com'è dalla quotidianità di chi vive ai ritmi frenetici della vita moderna. Fortunatamente sono state elaborate delle linee guida che, attraverso indicazioni sulle frequenze di consumo e sulle tipologie di alimenti da mettere in tavola, ci possono aiutare a seguire lo stile mediterraneo anche nella vita di tutti i giorni.

A proposito di tipologie, ricordiamoci che gli alimenti non sono fonti esclusive di un singolo nutriente ed è solo per convenzione che si raggruppano a seconda del macronutriente più rappresentato: ad esempio la pasta, che generalmente è considerata una fonte esclusiva di carboidrati, può contenere anche il 12% di proteine (per capirci, una bistecca ne contiene il 19%).

Vediamo nel dettaglio le principali categorie di alimenti che non dovrebbero mancare sulla tavola di un uomo che vuole mangiare per stare bene:

Ortaggi e frutta

Verdura sempre a volontà: asparagi, carote, pomodori, melanzane, broccoli, carciofi, verze, spinaci, lattuga, scarola, indivia, rucola, radicchi, insalate rosse e verdi, coste, erbette, cipolle, cetrioli, finocchi, cavolo nero, cavolfiore, peperoni, porri, rapanelli, zucca… tutte le verdure, a seconda della stagione, apportano micronutrienti essenziali per la salute. Le verdure a foglia verde, che è sempre meglio consumare crude o poco cotte, sono fonti di vitamine importanti. Altre, come carote, zucca e pomodori, danno il meglio in cottura perché le loro molecole protettive, i carotenoidi, diventano più biodisponibili se accompagnate a olio extravergine d'oliva. La frutta va consumata tutti i giorni almeno due volte; eventualmente un paio di volte alla settimana può essere sostituita da estratti, spremute o centrifughe (non da succhi!). Sono particolarmente preziosi per gli uomini i carotenoidi di cui sono ricchi anguria, melone, albicocche, cachi e pompelmo rosa, e per massimizzarne l'assorbimento andrebbero accompagnati da frutta a guscio come mandorle o noci. I frutti rossi – fragole, ciliegie, lamponi, more e mirtilli – sono utili per la prevenzione delle malattie cardiovascolari, mentre il resto della frutta, dalle banane alle mele, aiuta a integrare il potassio, prezioso minerale nei casi di ipertensione. Frutta e verdura si possono incontrare in ottimi antipasti, come l'insalata di finocchi e arance.

Un consiglio a chi fuma: oltre che naturalmente tentare di smettere, consumare più cibi ricchi di vitamina C come i peperoni crudi, la scorza di limone e il peperoncino fresco.

Frutta a guscio

Detta anche frutta secca, come noci, nocciole, arachidi, pistacchi, mandorle e anacardi, è importantissima nella dieta del maschio purché non salata. Il ruolo nella prevenzione delle malattie cardiovascolari infatti è ormai consolidato. La frutta essiccata, invece, come uvetta e albicocche secche, è meno protettiva per il cuore ma può comunque essere consumata unitamente a quella a guscio: esistono in commercio comode monoporzioni (da 30-40 g) ideali come spuntino o per tenere a bada la fame quando si è costretti a prolungare il tempo tra un pasto e l'altro.

Cereali e derivati

I prodotti da forno salati, come pane comune, grissini, cracker, crostini, gallette di riso, cereali per la prima colazione, eccetera, andrebbero consumati saltuariamente dato l'alto contenuto di sale (come abbiamo visto, proprio il sale è coinvolto nell'innalzamento dei fattori di rischio di molte patologie maschili). Consiglio, oltre all'alternativa "integrale", di verificare sempre in etichetta che il contenuto di sale sia inferiore a 0,5 g per 100 g di prodotto. È meglio scegliere quindi un pane integrale poco salato e, quando si può, sostituirlo con pasta, cuscus, riso o altri cereali in chicco come farro, orzo o grano saraceno, sempre salando poco durante la preparazione. Il pane “ingolosisce” molto e nelle abitudini di quasi ogni uomo è qualcosa che non può mancare in tavola e in genere si aggiunge ad altre fonti di carboidrati come pasta o riso. È una buona abitudine, quindi, specialmente per chi è in sovrappeso, considerarlo una vera e propria fonte di carboidrati; così, se si sceglie di consumare il pane in un pasto, non bisogna aggiungerne altre fonti.

Se nei condimenti sono già presenti fonti di sale, evitare di salare i cereali: ad esempio, nella pasta con le vongole non è necessario salare l’acqua di cottura. Anche la polenta è una fonte di carboidrati e può essere integrale. Meglio abbinarla ai funghi piuttosto che ai formaggi stagionati.

I bar la mattina sono pieni di uomini con la brioche in mano, ma sarebbe meglio consumare la colazione a casa e preferire i fiocchi di cereali senza zucchero e sale come i fiocchi d’avena, ottimi perché ricchi di beta-glucani che sembrano avere un ruolo importante per la regolazione delle dislipidemie (abbassano il colesterolo).

Le patate non sono da considerarsi una verdura, ma vanno consumate al posto della fonte di carboidrati, quindi dopo una pastasciutta meglio scegliere un altro contorno. Le patate raffreddate hanno un indice glicemico più basso, quindi chi ha problemi di glicemia alta può optare per un'insalata di patate fredde, magari con l'aggiunta di altre verdure, come i classici fagiolini.

Per ridurre invece l'impatto glicemico della pizza è bene farla precedere da un bel piatto di verdure di qualsiasi tipologia (dall'insalata alle verdure grigliate).

La pasta è positiva per il suo potere saziante, ha inoltre un'azione benefica contro lo stress perché fornisce energia al cervello e alza il livello della serotonina, il neurotrasmettitore del benessere e del buonumore. Inoltre è facilmente digeribile e fornisce energia che l'organismo può spendere immediatamente. Ha un indice glicemico più basso del pane, ancor meglio se è integrale, perché rallenta ulteriormente l'impatto glicemico con effetti benefici sul metabolismo e un'azione preventiva contro il diabete. Inoltre, la pasta integrale, ricca di fibre, facilita il transito intestinale e previene patologie intestinali.

Adatto anche a chi è intollerante al glutine (che è una proteina del grano) in quanto non ne contiene, il riso è ricco di potassio e povero di sodio, quindi indicato anche per chi soffre di ipertensione (pressione alta). Anche in questo caso è meglio scegliere quello integrale o semintegrale, ricco di fibre e ottimo per stimolare un intestino pigro e per riequilibrare la flora batterica intestinale. Esistono poi altri tipi di riso, come quello nero o rosso, che oltre a contenere fibra racchiude preziosi pigmenti per la salute cardiovascolare.

Legumi

Ceci, lenticchie, fave, cicerchie, soia, eccetera, sono gli alimenti funzionali per eccellenza: ottime fonti di proteine e carboidrati, contengono fibra e sali minerali. Dovrebbero comparire nei menu settimanali di ogni uomo almeno quattro volte se non si hanno problematiche specifiche nella digestione, perché aiutano a ridurre le condizioni di rischio più frequenti: sovrappeso, ipercolesterolemia, iperglicemia e ipertensione. Non più "carne dei poveri", come venivano chiamati in passato, ma piuttosto "carne dei furbi", visto che apportano davvero tanti benefici. Secondo il progetto Smartfood promosso dallo IEO (Istituto Europeo di Oncologia) di Milano, di cui io sono coordinatrice, possono rappresentare la principale fonte di proteine in una dieta equilibrata.

Dal momento che non contengono tutti gli aminoacidi essenziali, presenti invece nelle proteine animali, andrebbero sempre abbinati a dei cereali, che contengono proprio quelli mancanti. Rispetto alla carne, inoltre, hanno molti meno grassi, e si tratta comunque di grassi insaturi e di fitosteroli, utili per abbassare colesterolo ed LDL, responsabile dell'aumento di rischio di malattie cardiovascolari che rappresentano ancora la principale causa di morte per gli uomini. Sono anche molto ricchi di fibre, preziosissime per la protezione dal tumore al colon che è così frequente nella popolazione maschile – e si tratta di fibre solubili, che quindi hanno un grande potere saziante – oltre che di calcio e ferro.

La soia, che nella dieta occidentale è quasi assente, merita un discorso a parte: a livello proteico è simile alla carne, con il vantaggio di non contenere grassi saturi. Un consumo regolare di questo legume abbassa trigliceridi e colesterolo totale, mentre aumenta il colesterolo buono.

L'ideale sarebbe consumare i semi della soia, che assomigliano a dei fagioli, così come sono, in modo da mantenere inalterate tutte le proprietà nutritive. I derivati del latte di soia, come yogurt o tofu, contengono una quantità minore del legume originario, che è ancora meno presente nella salsa di soia, che in compenso è ricchissima di sale. Esiste anche un olio di semi di soia, fonte di grassi polinsaturi omega-3.

Come abbiamo detto, ottimo l'abbinamento dei legumi con i cereali, che insieme sono un piatto unico ideale; da evitare invece l'accoppiata con carne o pesce. Per non lasciarsi sfuggire il ferro, basta aggiungere un cucchiaio di succo di limone nell'acqua che si beve durante il pasto a base di legumi, oppure spolverizzarli con un pizzico di peperoncino o, ancora, concludere il pasto con un frutto che contenga vitamina C (arance, kiwi, fragole...).

Per chi notasse una sensazione di gonfiore dopo averli mangiati, consiglio di introdurli nella dieta in modo graduale ma continuativo, di iniziare magari da quelli decorticati, di consumarli in purea oppure di cuocerli aggiungendo alloro o salvia.

Quando si acquistano derivati dei legumi già pronti, come gli hamburger, leggere bene l'etichetta e fare attenzione al contenuto di sale e di grassi.

Carne

Non si può fare un discorso unico, ma bisogna distinguere tra carni rosse fresche, carni bianche e carni conservate.

Le carni rosse fresche, generalmente molto apprezzate dagli uomini, sono fonti proteiche di tutto rispetto, il che significa che le proteine sono complete di tutti gli aminoacidi. Inoltre, la carne rossa contiene un quantitativo di ferro elevato e biodisponibile (che si assorbe facilmente). Quindi è un alimento che aiuta a coprire i fabbisogni nutrizionali e che di conseguenza può essere consumato regolarmente in una dieta bilanciata, senza comunque esagerare, per evitare un aumento del rischio di tumore al colon (mai più di 500 g alla settimana).

La carne rossa è inoltre ricca di vitamine del gruppo B ed è un'importante fonte di minerali (zinco, fondamentale per l'efficienza del sistema immunitario, e poi rame e selenio) e di vitamina E, un potente antiossidante naturale delle membrane cellulari. Occhio però al contenuto di grassi saturi dannosi, che può essere molto alto nelle carni grasse.

Pollo, coniglio e tacchino, quindi le carni bianche, sono una buona fonte di proteine anche per chi ha il colesterolo alto e per chi soffre di malattie cardiovascolari.

Le carni conservate, invece, come salsicce, prosciutti, carni affumicate, salami, bresaole, mortadella, eccetera, sono da limitare per vari motivi, tra cui soprattutto l'alto contenuto di sale e di grassi saturi.

Sostituti vegetali della carne

Per i vegetariani e i vegani attenzione ai prodotti confezionati, perché spesso contengono molto sale o zucchero e grassi saturi. Il fatto che un alimento sia senza derivati animali, insomma, non assicura una qualità nutrizionale, è quindi sempre meglio controllare attentamente l'etichetta.

Pesce azzurro

Si distingue per la sua caratteristica colorazione blu scuro del dorso, o anche verde, con ventre tendente all'argenteo (sardina, acciuga, sgombro...). È un pesce ricchissimo di omega-3, grassi molto importanti per abbassare i livelli di colesterolo "cattivo" e innalzare quello "buono". Inoltre è un'ottima fonte di proteine e di una serie di micronutrienti preziosi per gli uomini come potassio (che aiuta la contrazione muscolare), fosforo (utile per scheletro e cervello), selenio (un prezioso antiossidante) e vitamine (in particolare A e B). Il pesce azzurro ha un ulteriore vantaggio: è molto economico!

Latte e yogurt
Latte intero o parzialmente scremato e yogurt bianco vanno benone, mentre sarebbe meglio evitare gli yogurt aromatizzati alla frutta, perché in genere hanno un contenuto di zucchero molto alto. Chi consuma bevande e yogurt vegetali controlli sempre che non contengano zuccheri aggiunti.

Formaggi
È vero che sono buonissimi, ma andrebbero consumati con parsimonia: al massimo una volta alla settimana se sono stagionati e due volte alla settimana se freschi perché, contenendo più acqua, hanno meno sale e grassi saturi.

Uova
Dal punto di vista nutrizionale le uova sono un alimento molto nutriente, soprattutto per l'alta qualità del loro tenore proteico. Nella piramide alimentare le troviamo insieme al pesce e alla carne bianca, cioè da consumare due-tre volte alla settimana. Le uova forniscono anche un discreto apporto di vitamine, in particolare quelle liposolubili (A, D, E, K), cioè presenti negli alimenti contenenti grassi. Essendo il tuorlo

più ricco di grassi, è lì che troviamo queste vitamine, mentre l'albume fornisce l'apporto proteico più importante. Nonostante tutte queste qualità, non bisogna abusarne (per un uomo adulto non più di 4 alla settimana), in quanto ricche di grassi saturi; è stato confermato infatti che non è il colesterolo alimentare presente nelle uova a incidere sul profilo lipidico del sangue, bensì proprio il contenuto di grassi saturi.

Ottimo l'accostamento con le verdure, ad esempio in frittate con spinaci, porri o zucchine. Per insaporire le frittate si possono aggiungere erbe fresche aromatiche, come il timo o la menta, ma anche semi come quelli di girasole e sesamo.

Gustate sode, con un'insalatona e un panino integrale, possono essere un ottimo piatto unico per pranzi estivi.

Condimenti

Non è importante solo cosa mangiamo, ma anche come lo condiamo. L'olio extravergine d'oliva è il nostro riferimento nutrizionale e culturale, e al posto del sale si possono scegliere spezie e semi oleosi come sesamo e lino, questi ultimi in particolare ricchissimi di omega-3 protettori del cuore.

Per l'uomo che vuole mettersi ai fornelli, ecco qualche suggerimento per condire e arricchire i vostri piatti rendendoli ancora più sfiziosi, saporiti e pieni di preziose sostanze:

- Gratinatura con frutta secca: tritare nel mixer pane integrale, erbe aromatiche (origano, prezzemolo, basilico o timo), uno a scelta tra pistacchi, pinoli o mandorle e un paio di pomodori secchi. Usare questa panatura per coprire un filetto di pesce (anche surgelato) come salmone, merluzzo, tonno, nasello o spada. Cuocere in forno a 200 °C per una ventina di minuti circa, in base al tipo di pesce e alle sue dimensioni.
- Al forno con pomodori e olive: mettere il pesce su una teglia e ricoprirlo con un po' di salsa di pomodoro, quindi disporre sopra qualche oliva e 2-3 capperi dissalati. Cuocere in forno a 200 °C per una ventina di minuti circa, in base al tipo di pesce e alle sue dimensioni.
- Misto aromatico: tenete sempre a portata di mano un misto di salvia, origano e rosmarino tritati insieme. Lo potrete usare al posto del sale su tantissimi piatti.

- Scorza di limone: ricchissima di vitamina C, non è un condimento molto diffuso, ma darà una nota di sapore in più ai vostri piatti salati.
- Maionese senza uova: nel frullatore a immersione mettere 200 ml di latte di soia, 220 ml di olio extravergine d'oliva, 5 cucchiai di olio di semi di mais, un goccio di aceto di mele e un pizzico di curcuma. Montare con movimenti lenti fino a che non otterrete la giusta consistenza. Rispetto alla maionese tradizionale questa, esclusivamente vegetale, è molto più leggera, maggiormente ricca di ferro, vitamine del gruppo B e isoflavoni, preziosi nella prevenzione delle malattie croniche.
- Pesto di rucola: nel mixer unire 100 g di rucola, 50 g di pinoli, una spolverizzata di parmigiano, uno spicchio d'aglio e olio fino a ottenere la giusta consistenza. Fresco e saporito, è ottimo come condimento per una pasta, oltre che ricchissimo di calcio.
- Sugo ai broccoli: lessare i broccoli direttamente con la pasta, quindi scolare il tutto e ripassare in una padella in cui avrete scaldato un filo d'olio, uno spicchio d'aglio e un po' di peperoncino.
- Zenzero fresco: perfetto anche come antinausea, si può grattugiare direttamente sui piatti per un gusto fresco e saporito. Provatelo su carote e zucca.

- Mix di semi: di sesamo, girasole e papavero, oltre a dare una nota di colore ai vostri piatti, li arricchiranno di calcio, vitamine e sali minerali.
- Hummus: è una purea di ceci, si ottiene frullando i ceci lessati con succo di limone, semi di sesamo e olio extravergine d'oliva. Oltre alle proteine vegetali e alle fibre contenute nei ceci, questo piatto è anche ricco di calcio e di acidi grassi polinsaturi contenuti nel sesamo.
- Crema di tofu e olive: il tofu è una sorta di formaggio la cui base non è il latte vaccino ma quello di soia. Rispetto al formaggio vaccino contiene molti meno grassi saturi ma quasi la stessa quantità di calcio. Nel frullatore a immersione frullare il tofu a pezzi con le olive denocciolate, un filo d'olio e acqua quanto basta per ottenere la giusta consistenza. La crema che si ottiene è ottima come antipasto, ma anche come condimento per una pasta.
- E quando si ha voglia di qualcosa di dolce, o si vuole proporre un dessert fresco e poco calorico, non c'è niente di meglio di ananas e basilico: tagliare l'ananas a cubetti, aggiungere qualche foglia di basilico spezzettato, mescolare e lasciare in frigo per almeno mezz'ora prima di servire. Perfetto per il fine pasto,

perché unisce le fibre e le vitamine dell'ananas alle proprietà antinfiammatorie del basilico.

Bevande

La dieta del maschio prevede che la bevanda di base sia assolutamente l'acqua, liscia o gassata: è ormai confermato in ogni dove che chi beve di base acqua (non bevande zuccherate, light e similari oppure succhi di frutta) è più protetto dalle patologie più diffuse. È innegabile, quindi meglio abituarsi, anche al ristorante, a ordinare sempre come prima cosa l'acqua. Ci sono poi altre bevande che possono avere un ruolo protettivo per la salute, come caffè e tè (se non ci sono problematiche specifiche), ricchi di composti molto attivi nella prevenzione delle patologie cardiovascolari e, nel caso del caffè, anche delle patologie tumorali. Quindi, leggendo i menu che propongo nelle prossime pagine, quando nelle prime colazioni troverete "bevanda preferita", si intende una scelta tra caffè, tè, caffelatte, latte macchiato o cappuccino di latte vaccino o vegetale, oppure spremuta d'arancia o pompelmo, ma senza o con poco zucchero.

Riguardo al vino, anche qui abbiamo molti studi sul ruolo protettivo dei polifenoli, particolarmente presenti nel vino rosso, ma è sempre la dose che fa il veleno: all'uomo che è abituato a bere vino si consiglia di non superare i due bicchieri al giorno. In questo modo si evita di innalzare il rischio di tumori e patologie degenerative in generale, e anzi si potrebbe ottenere un effetto protettivo.

Estratti o centrifughe? Vanno bene tutte e due, ma non in sostituzione di frutta e verdura tutti i giorni (perché la fibra se ne va...). Si possono consumare un paio di volte alla settimana, magari in palestra, per comodità. Non c'è tutta questa differenza tra centrifughe ed estratti, mangiando poi in maniera corretta e varia non sono le variazioni nei contenuti in vitamine tra estratti e centrifughe a provocare carenze nutrizionali.

Cibi gluten free

In Italia sono sempre di più le persone a cui viene diagnosticata la celiachia e il mercato si organizza di conseguenza, proponendo una varietà in continuo aumento di prodotti *gluten free*. In questo mare di proposte, però, molto spesso si rischia di limitarsi a controllare l'assenza di glutine senza verificare quanto il prodotto sia effettivamente salutare, quindi non controllando i nutrienti né le quantità di sale o zucchero, spesso elevate. Occhio allora alle etichette, perché non basta che ci sia il marchio della spiga barrata: non devono esserci grassi saturi o zuccheri aggiunti, e neppure oli vegetali come quelli di cocco o palma. Anche nel caso di alimenti per celiaci è meglio preferire quelli integrali, più ricchi di fibre.

Ma il glutine non è un alimento fondamentale nella nostra dieta, è una proteina povera e funziona da "collante" per i prodotti da forno, quindi anche eliminandola resta una moltitudine vastissima di ottimi prodotti con cui creare infinite ricette, anche senza rivolgersi esclusivamente ad alimenti confezionati (che, tra l'altro, sono anche piuttosto costosi). Tra gli alimenti naturalmente senza glutine ci sono riso, grano saraceno, mais, quinoa, tutti i pesci, i molluschi, i crostacei, le carni e le uova, latte, formaggi e uova, frutta, verdura, legumi.

I surgelati

Nove italiani su dieci utilizzano cibi surgelati, lo dice l'IIAS (l'Istituto Italiano Alimenti Surgelati) e aggiunge che ognuno di noi nel 2010, l'anno preso in considerazione, ha mangiato 13,8 kg di surgelati. Il motivo è sotto gli occhi di tutti: sono estremamente pratici! E non bisogna pensare solo ai piatti pronti da scaldare al microonde, ma anche a ottimi prodotti freschi: pesce già sfilettato, verdure tagliate pronte per il minestrone, piselli già sgranati… Le verdure surgelate, in particolare, mantengono le proprietà nutritive, visto che è come se passassero dal campo di raccolta al piatto, invece che stazionare magari per giorni sul banco del fruttivendolo. Lo stesso si può dire dei pesci, per cui non si pone più il problema della freschezza.

La cosa fondamentale, però, è non interrompere la cosiddetta catena del freddo: quindi è meglio passare dai banchi dei surgelati solo a fine spesa e poi mettere gli acquisti nel freezer di casa nel minor tempo possibile, utilizzando magari per il trasporto le apposite borse termiche. Bisogna anche controllare che la confezione sia integra e che non si sia formato ghiaccio o brina.

Ma quali sono i cibi migliori che si possono trovare surgelati? Tra le verdure, meglio quelle a foglia o divise in piccoli pezzi, perché in questo modo sappiamo che la surgelazione è avvenuta in tempi più rapidi. Per quanto riguarda creme o misti di verdure precotte, bisogna controllare che non contengano troppo sale (più dello 0,5%), oli vegetali di palma o di colza, grassi idrogenati e anidride solforosa, oltre naturalmente a eventuali zuccheri aggiunti. Ci vuole qualche attenzione in più per le patatine: anche quando sembrano crude, potrebbero in realtà essere già state cotte o fritte, quindi è importante che nella lista degli ingredienti non compaia olio.

Pratiche da tenere in freezer sono anche le erbe aromatiche o il misto per soffritto, così come i legumi, senz'altro migliori di quelli in scatola che sono spesso troppo ricchi di sale, e più pratici di quelli secchi che richiedono lunghi tempi di ammollo e cottura.

Anche i cibi surgelati hanno una data di scadenza che va seguita: i pesci, ad esempio, hanno tempi di conservazione diversi tra loro. Va controllata bene l'etichetta soprattutto nel caso dei precotti: misti per sughi o risotti o bastoncini impanati potrebbero contenere un'alta percentuale di grassi.

Quanto detto per le verdure vale anche per la carne: meglio se in fette sottili o bocconcini. Attenzione a fritti e panature.

La frutta è troppo ricca d'acqua per essere surgelata: si trovano facilmente solo i frutti di bosco, che infatti con lo scongelamento rilasciano molto liquido (che è ricco di antocianine, non andrebbe buttato!).

Nei freezer dell'uomo italiano, che magari vive da solo e torna a casa stanco la sera, non può mancare la pizza, così come pasta sfoglia o frolla. Il rischio però è che contengano grassi idrogenati o comunque troppi grassi saturi; bisognerebbe quindi scartare i prodotti che ne contengono più del 10% (praticamente tutti!).

I nutrizionisti concordano nello sconsigliare i piatti pronti: hanno spesso troppi grassi e troppo sale, inoltre le porzioni tendono a essere troppo abbondanti.

Dopo aver acquistato gli alimenti giusti è importante conservarli nel modo corretto anche a casa: nel freezer ci sono di solito le indicazioni delle temperature dei diversi scomparti, spesso segnalate da delle stelline, 3-4 per le temperature più basse, adatte alle lunghe conservazioni, e via a salire fino a una stellina per i prodotti da consumare nel giro di qualche giorno.

Se i prodotti surgelati sono piccoli (ad esempio i legumi) si possono cuocere senza prima farli scongelare, garantendo così la conservazione delle proprietà. Un pesce intero o un grosso pezzo di carne invece deve restare in frigo per alcune ore prima di finire in pentola. In linea di massima, comunque, le confezioni riportano tutte le indicazioni per scongelamento e cottura. Fondamentale: mai ricongelare qualcosa che è stato scongelato.

Conclusioni

Un pasto bilanciato, per definirsi tale, dovrebbe comprendere tutti i macronutrienti (carboidrati, proteine e grassi) e tutti quegli ingredienti vantaggiosi per la nostra salute, che si trovano ad esempio in verdura, frutta, cereali integrali, eccetera. Un piatto ideale quindi sarà occupato per metà da verdura e poca frutta, per un quarto da proteine salutari e per un quarto da carboidrati integrali.

Quando è difficile consumare cereali e derivati integrali possono essere comode le monoporzioni di pane di segale o integrale in vendita in molti supermercati. È importante variare anche le fonti di carboidrati, perché i vari cereali hanno caratteristiche nutrizionali peculiari. Per le proteine, invece, meglio limitare le carni conservate preferendo carni fresche rosse e bianche, pesce di tutti i tipi (meglio azzurro), legumi almeno quattro volte alla settimana, uova e formaggi freschi.

Il condimento base deve essere l'olio extravergine d'oliva, fonte oltre che di acido oleico anche di polifenoli molto salutari. L'olio ha anche un ruolo nel ridurre l'impatto glicemico del pasto. Altre fonti di grassi buoni sono la frutta a guscio, i semi oleosi e altri oli vegetali come lino e girasole.

Seconda parte

MENU PER OGNI UOMO

Abbiamo visto quali sono le patologie che più spesso colpiscono gli uomini e che con una sana alimentazione si possono prevenire, e abbiamo fatto un viaggio tra gli alimenti che non possono mancare sulle nostre tavole. Adesso è il momento di entrare nella parte "pratica" di questo libro.

Nelle pagine seguenti troverete decine di proposte di menu adattabili un po' a tutte le esigenze, suddivisi in base ai ritmi e alle abitudini delle diverse professioni: il pranzo in mensa dell'impiegato o quello a casa in tranquillità di chi è in pensione, lo spuntino al volo tra una riunione e l'altra o la cena tardi dopo un concerto, o ancora la colazione di chi ha finito il turno di notte o il picnic durante la gita della domenica. Io ho cercato di immaginarmi tante situazioni diverse, ma quello che avete tra le mani non è il classico libro che vi indica con precisione cosa mangiare lunedì, martedì, mercoledì e così via. *La dieta del maschio* non vuole assolutamente sostituirsi a un percorso personalizzato sotto la guida di un professionista (medico dietologo, dietista o biologo nutrizionista), per questa ragione non sono indicate le porzioni dei vari alimenti, che vanno dimensionate secondo diversi parametri a seconda del soggetto. Il vostro buon senso fa il resto: se dico "qualche noce" non intendo certo che ne potete mangiare una ventina, e quando vedete scritto genericamente "pasta" significa un piatto, non una montagna; stesso discorso per tutti gli altri alimenti fonti di carboidrati, grassi e proteine. E se non vi fidate della vostra capacità di autoregolarvi, esistono porzioni di riferimento stabilite dalla Società Italiana di Nutrizione Umana (SINU) facilmente consultabili sul relativo sito web (http://www.sinu.it).

Riguardo alle bevande, invece, quando nelle prime colazioni troverete "bevanda preferita", si intende una scelta tra caffè, tè, caffelatte, latte macchiato o cappuccino di latte vaccino o vegetale, oppure spremuta d'arancia o pompelmo, ma senza o con poco zucchero; insomma, quello che vi piace di più, cercando di zuccherare poco o per niente. Per il vino invece la porzione esiste eccome, le linee guida internazionali consigliano, per chi è abituato a bere il vino a tavola, di non superare i due bicchieri al giorno.

Qui troverete spunti, idee, consigli ed esempi per impostare un'alimentazione sana. I suggerimenti che leggerete vogliono aiutare ogni uomo a compiere la scelta più salutare possibile a seconda dello stile di vita: fai il meglio che puoi, con quello che hai, nel posto in cui sei!

N.B. Gli uomini e le situazioni che descriverò nei menu per ogni uomo sono frutto di fantasia ma riconducibili a "casi tipo".

Conditi dallo stress

Uomini che hanno frequenti pranzi e cene di lavoro ma a cui spesso capita anche di dover saltare il pasto. Viaggiano molto in Italia e all'estero. *Manager, imprenditori, liberi professionisti, professori universitari, agenti di commercio.*

Avere mille responsabilità, prendere continuamente decisioni anche in poco tempo, partecipare a interminabili riunioni, doversi spostare ogni pochi giorni in Italia o anche all'estero, vivere giornate di tensione prima della chiusura di importanti progetti è sicuramente fonte di grande stress. Quello che si mangerà a pranzo o a cena non è certo una priorità e spesso si finisce con il ripiegare su soluzioni veloci e improvvisate, di cui però il vostro stomaco certo non vi ringrazierà. E infatti spesso le patologie legate a questo tipo di professioni hanno proprio a che fare con lo stomaco, come il famoso, perché diffusissimo, reflusso gastroesofageo. Sono fastidi che oltre a incidere sulla qualità della vita, possono trasformarsi alla lunga in patologie più serie ed è bene quindi correre ai ripari non appena si presentano.

Daniele B. è un manager in una grande azienda, 47 anni, sposato e con una figlia adolescente. Arriva nel mio studio molto preoccupato perché si trova a un punto in cui aspetta l'ora di mettersi a tavola con una tale ansia che, ormai, non riesce a mangiare quasi più nulla a causa del mal di stomaco e della sensazione di bruciore che lo assalgono dopo i pasti. Già da qualche mese prende farmaci per il reflusso, diagnosticato dal suo medico di base, e in effetti lo aiutano molto, ma continua a vivere i pasti con una certa apprensione.

Inoltre, e lo ammette subito, mentre a casa riesce ad avere una buona condotta alimentare, quando si trova fuori, tra bar e ristoranti, è consapevole di operare scelte poco salutari, ordinando panini con salumi, focacce e pizze riscaldate nei bar e fritti o carni molto condite al ristorante. Peccato che nel suo caso i pasti fuori casa rappresentino la grande maggioranza, fino a otto a settimana, visto che lavora molto spesso anche il sabato e almeno due volte alla settimana deve prendere parte a cene di lavoro.

Bruciori di stomaco e reflusso sono disturbi molto comuni e piuttosto invalidanti, perché il pasto dovrebbe rappresentare un momento di tranquillità in cui, per quanto possibile, rilassarsi e staccare la spina. Esistono dei comportamenti che aiutano ad attenuare i fastidi: prima di tutto, oltre ad assumere i farmaci prescritti dal medico, è molto vantaggioso cercare di non rimanere seduti a lungo dopo aver mangiato. Come insegna il commissario Montalbano, l'ideale sarebbe ritagliarsi una manciata di minuti per fare una passeggiata, e se coinvolgerete anche gli altri commensali, sicuramente ve ne saranno molto grati. Se non fosse possibile, anche solo qualche avanti-indietro lungo i corridoi dell'azienda, evitando di rimanere seduti per più di un'ora di seguito, possono aiutare a migliorare i fastidi legati alla cattiva digestione. In secondo luogo, le scelte alimentari che farete durante la giornata lavorativa sono ovviamente determinanti per il benessere gastrointestinale.

1) Una giornata tranquilla

Anche chi svolge i lavori più faticosi e stressanti ha, fortunatamente, qualche giornata tranquilla. Per Daniele, questa prevede di restare in ufficio fino a sera, tornando a casa in tempo per cenare con la famiglia.

Oggi Daniele ha tempo anche per fare colazione a casa, al posto di cappuccino e brioche al volo al bar, quindi non deve perdere l'occasione di assicurarsi fibre, grassi buoni e altre sostanze preziose e protettive per l'organismo. Pane integrale, frutta fresca, marmellate di frutta al 100% e noci, ad esempio, forniscono fibre, composti preziosi per il cuore (come i carotenoidi della marmellata di albicocche e gli acidi grassi omega-3 delle noci) e vitamine essenziali. Il pranzo fuori è d'obbligo, ma può scegliere un buon ristorante di pesce, garantendosi così un pasto leggero. Una raccomandazione: il pesce è già ricco di sale, quindi è sempre meglio chiedere al cameriere che non venga salato ulteriormente. E l'eventuale curiosità dei commensali può essere l'occasione per diffondere un po' di sane abitudini alimentari!

Per la cena vale la stessa accortezza: poco sale, condire piuttosto le zuppe con erbe aromatiche e spezie. Se comprerete zuppe pronte, occhio ai grassi aggiunti (unico ammesso è l'olio extravergine d'oliva) e al sale, che in etichetta non deve superare 0,5 g su 100 g.

Colazione a casa

- Bevanda preferita, pane integrale e marmellata con il 100% di frutta, qualche noce, un frutto

Pranzo di lavoro al ristorante

- Prima portata: broccoletti in padella
- Seconda portata: gallinella di mare con patate al forno
- Per concludere: ananas alla menta

Cena a casa

- Piatto unico: crema di zucca e piselli secchi con maccheroni integrali +, se gradito, un bicchiere di vino
- Per concludere: mela al forno

2) Una giornataccia

Capitano purtroppo anche le giornate in cui non si riesce a mangiare a casa né a pranzo né a cena e Daniele mi conferma che in certi periodi possono essere anche molto frequenti. Quando accadono, al momento di ordinare Daniele B. è combattuto tra mangiare in maniera salutare per evitare problemi di digestione o concedersi qualche sfizio che sia gratificante nel momento di stress. Quando la giornata si annuncia faticosa, meglio portarsi avanti con una colazione che sia molto salutare: il muesli composto da fiocchi d'avena, frutta a guscio e frutta essiccata apporta preziose fibre, grassi buoni e piccole molecole benefiche per l'organismo, inoltre prepara stomaco e intestino allo stress che li attende.

Al ristorante, è una buona abitudine ordinare come prima portata della verdura, quella che più vi piace, meglio se di stagione (è più buona!), seguita a pranzo da un'insalata di cereali e pesce, chiedendo sempre di non aggiungere sale. Dato che è una giornataccia, ci si può senz'altro concedere uno sfizio a fine pasto: una coppetta di frutti di bosco, che essendo di serra si trovano più o meno sempre e piuttosto buoni, accompagnati da un po' di panna montata che, al contrario di quello che si pensa, a parità di volume è meno grassa e dolce del gelato.

Per cena optare per una minestra e della carne bianca alla griglia o alla piastra, facilmente digeribile, senza grassi in cottura ma con olio extravergine d'oliva a crudo. Un bicchiere di vino, oppure un dolce al cucchiaio a base di frutta, a questo punto può essere un'altra gratificazione meritatissima. Meglio invece evitare dessert eccessivamente pesanti, come il tiramisù che spesso viene proposto nei ristoranti: tra albumi crudi montati a neve, grassi e zuccheri in abbondanza, è particolarmente indigesto.

Colazione a casa

- Bevanda preferita, muesli (fiocchi d'avena, frutta a guscio e frutta essiccata) con latte, un frutto

Pranzo al ristorante

- Prima portata: ratatouille di verdure
- Seconda portata: insalata d'orzo, trota salmonata e rucola
- Per concludere: frutti di bosco con panna montata

Cena al ristorante

- Prima portata: vellutata di carciofi e patate
- Seconda portata: tacchino marinato agli aromi con bruschetta integrale +, se gradito, un bicchiere di vino

3) Una giornata attiva con pausa pranzo in palestra (primavera-estate)

Anche chi svolge un lavoro molto stressante e carico di responsabilità trova il tempo per preoccuparsi della propria forma fisica e quindi non mancano gli appuntamenti in palestra, che tipicamente si ritagliano nella pausa pranzo. Il nostro Daniele B. riesce ad andare in palestra due volte alla settimana, e se non può dal lunedì al venerdì recupera durante il fine settimana. Ormai sono sempre più diffuse le palestre che hanno un bar annesso, in cui è possibile gustare piatti e bevande salutari. Nelle giornate in cui ci aspetta dell'attività fisica conviene optare per una colazione energetica a base di muesli e, dopo l'allenamento, per ricaricarsi scegliere una centrifuga di verdura e frutta: ha in questo caso una funzione reidratante e remineralizzante e, seppur con meno fibra, può rappresentare parte delle nostre porzioni di verdura e frutta quotidiane. Un panino senza salumi (troppo ricchi di sale e grassi saturi) ma con formaggio fresco o salmone e verdura completa il pasto. Se anche la cena sarà consumata al ristorante, ordinate un bel primo piatto con pesce o molluschi, come la pasta alle vongole (sperando che lo chef non esageri con il sale), o con carne (come le tagliatelle al ragù), preceduto da un antipasto a base di verdura o legumi. Per gli attacchi di fame durante il pomeriggio, tenere a portata di mano un pacchettino di noci e uvetta.

Colazione a casa

- Bevanda preferita, muesli (fiocchi d'avena, frutta a guscio e frutta essiccata) con latte, un frutto

Pranzo al bar della palestra, dopo l'attività sportiva

- Centrifuga di verdura e frutta mista di stagione
- Panino integrale con salmone e avocado
- Mix di noci e uvetta

Cena al ristorante

- Prima portata: puntarelle in insalata con mozzarelline e crostini
- Seconda portata: spaghetti alle vongole veraci +, se gradito, un bicchiere di vino

4) Una giornata in cui il pranzo proprio non ci sta

«Certi giorni proprio non riesco a pranzare». Daniele B. mi chiede come comportarsi in queste occasioni e se è molto grave per la salute saltare i pasti. Dunque: non è molto grave per la salute, anzi in questo periodo storico il digiuno a livello scientifico è molto studiato e sembra benefico anche all'interno della giornata. Certo è soggettivo, soprattutto quando si soffre di disturbi gastrointestinali, quindi è sempre meglio consultare il medico o il nutrizionista prima di prendere qualsiasi iniziativa. Detto questo, se tra i mille impegni della giornata proprio non si riesce a ritagliare una mezz'oretta per mangiare, tanto vale giocare d'anticipo e approfittare della colazione per fare il pieno di energia, con due uova e del pane integrale. I soliti pacchettini di noci varie e frutta essiccata arriveranno in soccorso per i momenti di fame, mentre a cena ci si potrà gustare un buon piatto unico, ricordando di preferire le spezie all'aggiunta di sale.

Colazione a casa

- Bevanda preferita, uova strapazzate, pane integrale, un frutto

Spezza fame

- Frutta a guscio e frutta essiccata, tè o tisana

Cena a casa

- Prima portata: zucchine trifolate alla menta
- Seconda portata: riso integrale con spezzatino di pollo alla maggiorana +, se gradito, un bicchiere di vino

5) Una giornata con delivery

Nelle grandi città è esploso un nuovo fenomeno nella ristorazione, il delivery, ovvero la consegna del pasto, ordinato al telefono oppure on-line, sul luogo di lavoro o a casa. Daniele B. apprezza molto il sushi e lo digerisce bene, ma prima di ordinare un pasto giapponese ci sono tre accorgimenti da seguire: iniziare con una zuppa di miso, visto che un brodino è sempre un toccasana per lo stomaco, poi scegliere la salsa di soia con il tappo verde, che è meno salata, e infine includere anche un'insalata normale o di alghe per abbassare un po' l'impatto glicemico del pasto, un po' alto a causa del riso bianco. Per cena, a casa, ci si può gustare un'omelette agli spinaci: le uova sono una buona fonte di proteine, oltre che generalmente digeribili, quindi adatte al pasto serale, accompagnata da patate cotte al vapore condite con olio extravergine d'oliva.

Colazione a casa
- Bevanda preferita, fette biscottate integrali con marmellata di frutta al 100%, qualche noce, un frutto

Pranzo delivery giapponese
- Zuppa di miso, insalata di alghe e sushi preferito

Cena a casa
- Omelette agli spinaci con patate al vapore
- Pere al forno +, se gradito, un bicchiere di vino

6) Una giornata attiva con pausa pranzo in palestra (autunno-inverno)

L'esercizio fisico, che per Daniele B. è sempre in pausa pranzo, è raccomandabile ovviamente anche in autunno/inverno, possibilmente almeno due volte alla settimana. L'autunno, in particolare, dicono essere ideale per ricominciare a essere costanti nell'attività fisica dopo la pausa estiva. Per un pranzo veloce dopo l'allenamento si può ordinare a una centrifuga con verdura e frutta di stagione, ottima ad esempio con aggiunta di finocchi, pere e uva, accompagnata da una focaccia integrale. A cena si potrà poi fare il pieno di proteine, concedendosi delle tagliatelle al ragù, un piatto molto energetico come ricompensa per l'impegno e la costanza nel praticare attività fisica. E ricordarsi sempre i due passi dopo aver mangiato, che aiutano la digestione.

Colazione a casa

- Bevanda preferita, pane integrale e marmellata con il 100% di frutta, qualche noce, un frutto

Pranzo al bar della palestra dopo l'attività sportiva

- Centrifuga con verdura e frutta di stagione
- Focaccia integrale
- Mix di mandorle e mirtilli essiccati

Cena al ristorante

- Prima portata: insalata di verdure al vapore con prezzemolo
- Seconda portata: tagliatelle al ragù +, se gradito, un bicchiere di vino

7) Una giornata in hotel

Almeno una volta al mese Daniele B. si reca per due giorni nella sede centrale dell'azienda, in Germania, ed è stato proprio in queste occasioni che i dolori di stomaco si sono presentati più insistenti, probabilmente per lo stress del viaggio e del cambiamento di dieta. Il lavoro di Daniele, come quello di molti altri, si basa sull'organizzazione: lo sforzo quindi sarà anche prevedere scelte salutari in diversi scenari, pensare a organizzare i pasti e soprattutto sapere cosa ordinare nei vari contesti per non sembrare scortese ma allo stesso tempo proteggere la propria salute.

Negli hotel, a colazione approfittare della frutta fresca tagliata, che non manca mai, e del buon assortimento di muesli; a pranzo e a cena ricordarsi di chiedere sempre una porzione di verdura prima del *main course*, che può essere rappresentato da pesce o carne bianca cucinati in maniera semplice. Contenere il consumo di alcol è una buona idea, perché stomaco e intestino sono già "stressati" dal cambiamento di ambiente.

Colazione a buffet
- Bevanda preferita, muesli (fiocchi d'avena, frutta a guscio e frutta essiccata) con frutta a pezzi e yogurt o latte oppure pane integrale tostato, formaggio fresco e marmellata

Pranzo al ristorante
- Prima portata: misto di verdure grigliate
- Seconda portata: carpaccio di tonno marinato e pane di segale
- Per concludere: pere al vino

Cena al ristorante
- Prima portata: vellutata di spinaci con crostini integrali
- Seconda portata: cosce di pollo croccanti con patate al forno +, se gradito, un bicchiere di vino

8) Sabato in famiglia

Daniele B., quando il sabato miracolosamente non lavora, non ha voglia di occuparsi della spesa e del menu, e sua moglie, che invece lavora a tempo pieno anche il sabato, ha giustamente altro da fare. Come strutturare una giornata salutare senza stressarsi o avvilirsi tra supermercati? Per il pranzo si può scegliere una zuppa di cereali e legumi (con l'accortezza di scegliere legumi decorticati, come lenticchie rosse e piselli, così da non avere problemi intestinali, evitando ceci e fagioli che possono irritare troppo l'intestino). Per cena, dopo un pranzo così salutare, ci si può concedere una bella pizza in famiglia, ma con due raccomandazioni: iniziare anche in questo caso il pasto con un po' di verdura e, a seconda della tolleranza, pizza margherita o con verdure, con poco pomodoro. Daniele B. non ha problemi a digerire una margherita, ma solo se fatta dal suo pizzaiolo di fiducia, a cui ormai è abituato. Per concludere, è d'obbligo una breve passeggiata dopo cena.

Colazione a casa

- Bevanda preferita, fette biscottate integrali con marmellata di frutta al 100%, qualche noce, un frutto

Pranzo a casa

- Zuppa di farro, lenticchie rosse e zucca
- Mele al forno

Cena in pizzeria

- Prima portata: spinaci in padella
- Seconda portata: pizza margherita +, se gradita, una birra media

9) Una giornata con cena a casa di amici

Con un ritmo lavorativo molto serrato, in genere la sera si è davvero stanchi, ma Daniele B. circa una volta al mese riesce a ritagliarsi una serata per una cena a casa di un amico che è anche un ottimo chef e prepara piatti elaborati e buonissimi. Purtroppo è proprio in queste occasioni che il mal di stomaco di Daniele B. si fa sentire, specialmente durante la notte e spesso disturbando il sonno. Quando si prevede una serata impegnativa, conviene stare leggeri durante il giorno e, nel corso della cena, cercare di non superare i due bicchieri di vino: è proprio l'abuso di alcol che può peggiorare i problemi allo stomaco. Anche la quantità di cibo che si consuma va tenuta sotto controllo, limitandosi negli antipasti ed evitando di farsi servire due volte. L'ultimo consiglio è parcheggiare la macchina lontano, così da obbligarsi a fare due passi!

Colazione a casa

- Bevanda preferita, pane integrale con marmellata di frutta al 100%, qualche noce, un frutto

Pranzo al ristorante

- Prima portata: vellutata di cavolfiore con granella di nocciole
- Seconda portata: rombo al forno con patate e fagiolini
- Per concludere: melone

Cena a casa di amici

- Quel che c'è, senza esagerare con le porzioni +, se graditi, due bicchieri di vino

10) Una domenica con pranzo dalla suocera

Nessuno può sottrarsi al pranzo domenicale dalla suocera. In queste occasioni Daniele B. non ha particolari problemi, perché i genitori di sua moglie sono soliti portare in tavola tante verdure e un piatto unico, come pasta al forno o polenta e spezzatino, per cui, se non esagera con le quantità, riesce a gustarsi il pranzo senza poi avere fastidi. In ogni caso, è sempre consigliata una passeggiata dopo pranzo. Per chi invece ha suocere gran gourmet, a cui è tipicamente difficile dire di no, consiglio di godersi il pranzo senza pensieri, e compensare poi a cena consumando solo un piatto di passato di verdure: un semi-digiuno fino alla mattina successiva di certo aiuterà a prevenire fastidi gastrointestinali.

Colazione a casa
- Bevanda preferita, biscotti integrali, yogurt, un frutto

Pranzo dalla suocera
- Quel che c'è, senza esagerare con le porzioni +, se graditi, uno o due bicchieri di vino

Cena a casa
- Minestrone di verdura alla genovese con pane di segale tostato

Ricapitolando

Ecco un vademecum di buone norme da seguire per i "conditi dallo stress":

- Scegliere una colazione salutare: bevanda preferita con pane integrale e marmellata o muesli con latte, frutta secca, frutta fresca. Evitare il più possibile la colazione fuori casa.
- Avere sempre a portata di mano un po' di frutta a guscio per i momenti di fame o per quando si è costretti a saltare il pasto. Si trovano in vendita delle praticissime bustine da 30-40 g ideali da tenere in macchina, in ufficio, in borsa.
- Quando si pranza fuori, ma le stesse regole valgono anche in casa, la prima preoccupazione è che ci sia della verdura e della frutta e che la fonte di carboidrati sia preferibilmente integrale (pane/pasta o riso). Dare priorità a pesce e carne bianca. Meglio la frutta al posto del dessert.
- Al ristorante, cercare di iniziare sempre la cena con un piatto di verdure al vapore o alla griglia. Poi meglio un'unica portata, ad esempio una pasta con il pesce o i molluschi.

- Per cena, a casa, approfittare per sperimentare zuppe e creme di verdura di qualsiasi tipo con legumi, cereali in chicco, pasta integrale, crostini, eccetera. Devono essere sempre presenti nel pasto verdura, frutta, fonti di carboidrati e di proteine.
- Condire sempre con olio extravergine d'oliva, spezie ed erbe aromatiche. Ridurre il sale.
- Attenzione all'eccessivo consumo di sale, limitare salumi, formaggi stagionati, prodotti da forno come pizze e focacce, olive e in generale alimenti conservati.
- Limitare il consumo di dolci: meglio a fine pasto o a colazione, piuttosto che fuori pasto.
- Bere almeno 1,5-2 litri di liquidi al giorno, soprattutto acqua. Bandire le bevande zuccherate.
- Dopo il pasto, alzarsi e fare una breve passeggiata.

Uno slalom tra snack e caffè

Uomini che lavorano con turni giorno/notte, che si mettono a tavola con orari irregolari. In alcuni casi possono accedere a mense. Hanno uno stile di vita generalmente sedentario.
Infermieri, medici, operai leggeri, forze dell'ordine, autotrasportatori su brevi percorrenze, autisti del trasporto pubblico, ferrovieri, piloti di aerei di linea, assistenti di volo, custodi.

Quando si è costretti a cambiare i naturali ritmi di sonno-veglia per motivi di lavoro è indubbio che l'organismo ne soffra. Ma non è solo la qualità del sonno, importante per la salute, a risentirne. Il continuo cambiamento di orari influisce pesantemente anche sulle scelte alimentari: se non ci si organizza in anticipo preparandosi "schiscette", ovvero il pasto portato da casa, sul lavoro si è costretti a consumare in continuazione panini e merendine, o addirittura a mettere insieme un pasto alle macchinette distributrici. In questo tipo di comportamento quello che viene sacrificato è l'alimento fresco a favore di cibi conservati, la cui caratteristica però è quasi sempre l'eccesso di zuccheri e sale, i due conser-

vanti per eccellenza. Quindi può succedere che uno stile di vita del genere, unitamente a fattori non modificabili ma predisponenti come il fatto di appartenere al genere maschile, possa portare all'ipertensione. Abbiamo visto che l'ipertensione arteriosa rappresenta una condizione patologica estremamente comune e un importante fattore di rischio per le malattie cardiovascolari, inoltre spesso è accompagnata da mal di testa e insonnia, quindi ridurla significa anche migliorare la qualità delle proprie giornate. Praticare attività fisica, ridurre il sovrappeso, evitare il fumo e l'alcol e seguire una dieta corretta, ponendo molta attenzione al contenuto di sale negli alimenti, aiuta a prevenirla e/o ridurla.

Quando il lavoro prevede turni di notte non è certo facile seguire un'alimentazione regolare e ricca di verdura e frutta fresca, è certo molto più facile ricorrere a panini e toast, ma con un po' di organizzazione è possibile mangiare comunque in modo equilibrato.

Alberto V. è un medico che lavora in ospedale, ha 43 anni e nonostante gli impegni e la famiglia riesce a praticare sport regolarmente. Gli piace molto cucinare, in particolare il pesce, e durante i fine settimana organizza spesso cene e pranzi con gli amici. È un po' sovrappeso e soprattutto ultimamente ha avuto degli sbalzi di pressione importanti che lo preoccupano. A differenza di quello che ci si potrebbe aspettare da un medico, Alberto V. non è diffidente verso chi si occupa di nutrizione e crede che un programma alimentare lo possa aiutare con i suoi problemi di ipertensione e in generale per prevenire patologie cardiovascolari, vista anche la sua tendenza ad accumulare grasso sull'addome.

1) Una giornata con turno diurno

La giornata di un medico, così come quella di un carabiniere o di un operaio con turno diurno, può essere una giornata "normale", con colazione e cena a casa e pranzo in mensa. Molti però non hanno questa opportunità per il pranzo, oppure la detestano, come nel caso di Alberto V., che proprio non ama mettersi in fila con il vassoio in mano e preferisce piuttosto un panino o una pizzetta al bar. Questo comportamento purtroppo però non fa che aumentare l'apporto di sale giornaliero e la tendenza a ingrassare: un semplice panino al prosciutto ad esempio può contenere fino a 5 g di sale, il massimo apporto consigliato in una giornata intera! La mensa, così come un ristorante o una trattoria, può invece rappresentare una scelta molto più salutare, dal momento che ci sono sempre a disposizione verdura e frutta fresca e piatti semplici come pasta al pomodoro e carne bianca alla griglia, quindi con molto meno sale, ma molti più nutrienti e vitamine. Anche la colazione è meglio farla a casa, evitando cappuccino e brioche e scegliendo invece frutta fresca, marmellate di frutta al 100%, yogurt intero e fiocchi d'avena per garantirsi il giusto apporto di macronutrienti e vitamine, fibre e grassi buoni. A cena sempre attenti al sale, condire piuttosto con erbe aromatiche e spezie o, se piace, con peperoncino fresco, protettivo per il cuore e ricco di vitamina C. Le zuppe con legumi e cereali in chicco sono una buona soluzione, anche se in quelle pronte bisogna leggere bene l'etichetta e assicurarsi che non siano stati aggiunti grassi diversi dall'olio extravergine d'oliva e che il sale non superi 0,5 g su 100 g.

Colazione a casa

- Bevanda preferita, yogurt con fiocchi d'avena e scaglie di cioccolato fondente

Pranzo in mensa
- Prima portata: insalata mista dal buffet e tacchino al limone
- Seconda portata: pasta al pomodoro con origano
- Per concludere: frutta di stagione (ad esempio, in inverno qualche mandarino)

Cena a casa
- Piatto unico: minestrone di verdura con fave e riso integrale con peperoncino fresco
- mele

2) Una giornata con turno di notte

Quando Alberto V. ha il turno di notte si sente autorizzato ad accedere alle macchinette distributrici di merendine con molta più frequenza! Un po' perché sono vicine a quelle del caffè, un po' perché lo stare svegli a oltranza fa venire una fame tremenda. Per evitarlo, ci si può portare da casa degli spuntini salutari come frutta essiccata, frutta a guscio e cioccolato fondente al 70%, oppure mandarini, mele, pere e banane che sono un ottimo spuntino salutare e idratante. Quando il turno è finito ci si può concedere una colazione eccezionale a base di frutti di bosco, yogurt greco e biscotti al cioccolato (o frollini preferiti). La cena prima del turno di notte invece deve essere molto leggera e senza vino per predisporre l'organismo alla veglia e non al sonno!

Cena a casa

- Piatto unico: passato di cannellini e patate con erbette saltate e un uovo in camicia, un frutto

Notte al lavoro

- Caffè (come si è abituati)
- Mix di noci, arachidi e papaya essiccata (nei supermercati si trovano bustine già pronte), albicocche secche
- banana e mandarini

Colazione

- Frutti di bosco freschi con yogurt greco e biscotti al cioccolato

3) Una giornata con attività sportiva (primavera-estate)

Alberto V. è un giocatore di pallacanestro, fa parte di una squadra affiatatissima che si incontra regolarmente per allenarsi. Questo è un grande vantaggio per la salute, perché una vita attiva è importantissima per la prevenzione e il benessere. Comunque un allenamento mono o bisettimanale non giustifica grossi cambiamenti nella dieta, pertanto non è necessario aumentare porzioni o assumere integratori, è sufficiente invece una corretta idratazione e un'alimentazione bilanciata e, se l'allenamento è serale, una cena leggera. Per colazione, pane e olio forniscono la giusta energia con in più polifenoli e acido oleico utili nella prevenzione cardiovascolare, e una banana per cominciare a far scorta di potassio. Il pranzo sarà un po' più consistente, in modo da bilanciare una cena più leggera. Alberto V. mi fa sapere che dopo la partita vanno tutti a cena molto tardi al ristorante, ma sarebbe meglio cambiare abitudini e organizzare piuttosto una cena il giorno dopo, per non disordinare ulteriormente orari e organismo.

Colazione a casa

- Bevanda preferita, pane integrale e olio extravergine d'oliva, qualche noce e una banana

Pranzo in mensa

- Prima portata: verdura fresca dal buffet
- Seconda portata: pasta aglio, olio e peperoncino
- Terza portata: sgombro al forno

Cena a casa

- Piatto unico: riso basmati integrale con piselli e timo
- Per concludere: mela al forno con scaglie di mandorle e cioccolato fondente

4) Una giornata con cena tra amici

Appassionato di buon pesce, Alberto V. organizza spesso delle cene in cui lo cucina per i suoi amici, andando presto al mercato del pesce per assicurarsi la migliore scelta. Durante queste occasioni conviviali è difficile regolarsi, si tende a esagerare, soprattutto con vino e antipasti. Una soluzione per lui può essere preparare sempre verdure ben tagliate come antipasto e mettere in tavola acque aromatizzate (on-line si trovano tantissime ricette), così i piatti che preparerà e il vino saranno degustati e apprezzati molto di più. Cucinando deve poi ricordarsi che il pesce, e ancora di più i crostacei, contengono già parecchio sale, quindi non è necessario aggiungerne. Alla fine della cena, un bel sorbetto di frutta sarà gradito a tutti.

Nel corso della giornata meglio stare leggeri.

Colazione a casa

- Bevanda preferita, yogurt intero con frutta a pezzi e qualche noce

Pranzo in mensa

- Prima portata: verdura mista di stagione dal buffet
- Seconda portata: ricotta fresca al forno con fagiolini e pane integrale

Cena a casa per gli amici

- Pinzimonio
- Spaghetti con gamberoni e pachino
- Spigole al forno con songino
- Sorbetto alla frutta +, se gradito, un bicchiere di vino

5) Un sabato con picnic in campagna

Un'altra passione di Alberto V. sono le gite in bicicletta con la sua famiglia: un bellissimo passatempo, visto che in una sola giornata ci si rilassa, si fa sport all'aria aperta e si esplora il nostro meraviglioso territorio. Le gite fuori porta, a piedi o in bicicletta, sono perfette per tutti e sono forse il modo più salutare in assoluto di sfruttare il tempo libero; un toccasana anche per la pressione. L'unica attenzione, per non annullare tutti i benefici, è preparare bene il cestino del picnic: evitare i salumi e preferire invece il pane integrale con una bella frittata agli spinaci, un ottimo piatto unico che, aggiungendo frutta fresca di stagione, renderà perfetto il pranzo al sacco; acqua per tutti e, per completare, qualche bustina di frutta a guscio ed essiccata da sgranocchiare quando si sente il bisogno di ricaricarsi un po'. Una così bella giornata si può concludere in pizzeria, ma consiglio non più di due volte al mese perché la pizza sfortunatamente è davvero ricca di sale: una margherita può arrivare a contenerne 12 g, più del doppio della dose massima consentita nell'intera giornata.

Colazione a casa

- Bevanda preferita, yogurt con fiocchi d'avena e scaglie di cioccolato fondente

Pranzo al sacco

- Panino integrale con caprino, pomodorini e origano e frittata agli spinaci
- Banana e mela e qualche noce

Cena in pizzeria

- Prima portata: insalata mista
- Seconda portata: pizza margherita
- Per concludere: macedonia

6) Una giornata con pausa pranzo in palestra

Saltuariamente, o perlomeno non spesso quanto vorrebbe, Alberto V. passa la pausa pranzo in palestra, specialmente in vista di qualche partita importante. Anche in questo caso, tornato al lavoro, macchinette e panini con salumi sono in agguato!

Il consiglio quindi è quello di scegliere un piatto freddo, dopo la centrifuga di rito, come ad esempio un'insalata di farro e legumi, per poi potersi concedere 30-40 g di cioccolato fondente al 70%, protettivo per il sistema cardiovascolare grazie ai numerosi polifenoli. Il cioccolato fondente contiene anche quercetina, una molecola ubiquitaria, presente quindi in tanti vegetali, che sembra avere anch'essa un ruolo protettivo per il cuore.

Per cena, al ristorante, visto l'allenamento intenso, ci si può concedere un pasto completo e soddisfacente, ma sempre con attenzione alla salute del cuore.

Colazione a casa
- Bevanda preferita, pane integrale e olio extravergine d'oliva, qualche noce e una banana

Pranzo in palestra
- Prima portata: centrifuga a base di frutta e verdura
- Seconda portata: insalata di farro con legumi e menta
- Per concludere: barretta di cioccolato fondente al 70%

Cena al ristorante
- Prima portata: broccoletti e fagiolini
- Seconda portata: pasta all'arrabbiata

- Terza portata: pollo arrosto
- Per concludere: ananas

7) Una giornata al convegno

Per la sua professione Alberto V. deve partecipare spesso a convegni, anche all'estero. In queste occasioni è facile farsi prendere la mano e nonostante si passi la giornata seduti, non ci si perde un coffee break con biscottini annessi; è inevitabile arrivare a sera appesantiti e con un surplus energetico. In questi casi sarebbe davvero opportuno saltare i coffee break e limitarsi ai pasti principali, cercando di evitare salumi e intingoli che apportano troppo sale e optando invece per piatti semplici, meglio se arricchiti con verdura. Gli hotel a colazione non fanno mai mancare frutta fresca tagliata e ben presentata, vale la pena approfittarne.

Colazione a buffet

- Bevanda preferita, frutta fresca, muesli (fiocchi d'avena, frutta a guscio e frutta essiccata)

Pranzo
- Prima portata: ratatouille di verdure
- Seconda portata: riso e insalata di pollo
- Per concludere: frutta di stagione

Cena al ristorante
- Prima portata: vellutata di zucca
- Seconda portata: filetto di manzo con carciofi e patate +, se gradito, un bicchiere di vino

8) Una giornata con cena a lume di candela

Quando è venuto nel mio studio, Alberto V. mi ha fatto una domanda atipica: ha voluto sapere come comportarsi, dal punto di vista nutrizionale, naturalmente, alle cenette romantiche che organizza almeno una volta al mese con la sua dolce metà per scoprire nuovi ristorantini etnici e non. Al ristorante è molto difficile tenere sotto controllo il sale perché spesso i ristoratori abbondano proprio per rendere più sapide le pietanze. Per limitare il problema è meglio non ordinare crostacei, salumi o formaggi, che ne sono già naturalmente ricchi. Alle donne piace il dessert, ma non lo vogliono ordinare, quindi possiamo dire che alle donne piacciono gli uomini che ordinano il dessert e lasciano che loro lo assaggino! Quando uscite in coppia ordinate allora un dessert alla frutta, non sbaglierete! Sarebbe poi una buona abitudine chiedere il vino al calice, si spera infatti che non si beva un'intera bottiglia di vino in due… Ricordo che gli uomini non dovrebbero superare i due bicchieri di vino al giorno, le donne uno.

Colazione a casa
- Bevanda preferita, muesli con yogurt e qualche noce

Pranzo in mensa
- Prima portata: insalata dal buffet
- Seconda portata: maccheroncini e lenticchie
- Per concludere: pesche

Cena al ristorante
- Prima portata: insalata di finocchi e arance
- Seconda portata: ravioli di pesce con salsa al pomodoro
- Per concludere: tarte tatin +, se gradito, un bicchiere di vino

9) Per una giornata in barca

Alberto V. ha anche una grande passione per la barca a vela: appena il lavoro e il clima lo permettono ci porta i suoi ragazzi. Sembra difficile organizzare una cambusa senza ricorrere ad alimenti conservati, dal momento che le scatolette in barca la fanno da padrone visto che il frigorifero spesso è piccolo e fa un gran caldo... Il problema delle conserve, come abbiamo detto, è ancora una volta il sale che, essendo un ottimo conservante, viene aggiunto dappertutto: al tonno, ai legumi, alla carne in scatola... Visto però che la barca di Alberto è dotata di una piccola cucina, può approfittarne per preparare delle buone pastasciutte al pomodoro, cereali in chicco con legumi, insalate e uova sode invece del tonno in scatola, facili da conservare e da preparare. È importante sciacquare bene i legumi in scatola prima di consumarli.

Colazione in barca

- Bevanda preferita, fette biscottate integrali con marmellata di frutta al 100%, qualche noce, un frutto

Pranzo in barca
- Prima portata: insalata indivia e uova sode
- Seconda portata: pasta al pomodoro fresco e origano
- Per concludere: albicocche

Cena in barca
- Prima portata: carote in pinzimonio
- Seconda portata: orzo e ceci con rosmarino
- Per concludere: macedonia di pesche e menta

10) Una domenica con brunch

Ad Alberto capita spesso di essere invitato per un brunch, tipica colazione/pranzo dei Paesi anglosassoni che ha preso piede anche in Italia. La tradizione prevede di gustare uova, pancetta e pancake con sciroppo d'acero, sorseggiando succo d'arancia e caffè americano, ma in certi locali esagerano e ci sono buffet di dolci "che neanche ai matrimoni". Ad Alberto V. e alla sua famiglia il brunch piace molto ma si accorge che spesso quando si trova davanti al buffet esagera. Iniziare il pasto con della verdura cruda o della frutta fresca aiuterà a sentirsi più sazi e a contenere l'impatto glicemico del pasto. Poi, è importante scegliere solo un tipo di fonte di proteine, quindi o le uova (meglio in camicia) o del formaggio fresco (evitando le salsicce). Per concludere, ci si può concedere una portata dolce, che siano pancake oppure brownie. A cena, inutile dirlo, zuppa di verdura per diluire un po' l'apporto energetico della giornata.

Colazione a casa
- Bevanda preferita e qualche noce

Brunch
- Prima portata: verdura e frutta fresca
- Seconda portata: quel che c'è, senza esagerare con le porzioni
- Per concludere: un dessert a piacere

Cena a casa
- Piatto unico: minestrone del contadino (cereali e legumi) con riso rosso
- Per concludere: albicocche secche

Ricapitolando

Ecco un vademecum di buone norme da seguire per chi fa lo slalom tra snack e caffè:

- Scegliere una colazione salutare: bevanda preferita con yogurt e fiocchi di cereali (controllando che il contenuto di sali non superi 0,3 g per 100 g) con frutta a pezzi, muesli con latte, frutta secca, frutta fresca. Evitare il più possibile la colazione fuori casa.
- Il pranzo, anche in mensa, deve sempre iniziare con della verdura, poi scegliere uno o due piatti semplici, come pasta al pomodoro, carne bianca o pesce. A casa preferire i piatti unici come pesce e patate, riso e legumi, eccetera.
- Per cena, a casa, approfittare per sperimentare zuppe e creme di verdura di qualsiasi tipo con legumi, cereali in chicco, pasta integrale, crostini, eccetera. Devono essere sempre presenti nel pasto verdura, frutta, grassi salutari, fonti di carboidrati e di proteine.
- Condire sempre con olio extravergine d'oliva, spezie ed erbe, peperoncino fresco. Ridurre il sale il più possibile.

- Attenzione all'eccessivo contenuto di sale negli alimenti, limitare salumi, formaggi stagionati, prodotti da forno come pizze e focacce, olive e in generale alimenti conservati.
- Limitare il consumo di dolci: meglio a fine pasto o a colazione, piuttosto che fuori pasto.
- Bere almeno 1,5-2 litri di liquidi al giorno, soprattutto acqua. Bandire le bevande zuccherate.

A tutta energia!

Uomini che lavorano con forte sollecitazione del corpo, all'aperto, quindi esposti al freddo/caldo, con importante dispendio calorico.
Coltivatori diretti, allevatori, operai edili, tecnici e operai delle infrastrutture e dei servizi, traslocatori, magazzinieri, vigili del fuoco, addetti alla protezione civile, venditori ambulanti, autotrasportatori di lunga percorrenza, operatori ecologici.

Quando si pensa ai problemi nutrizionali dell'uomo moderno si tende a non considerare coloro che svolgono lavori pesanti e sono esposti alle intemperie o a sollecitazioni importanti dal punto di vista muscolare e articolare. Costoro forse sono gli unici, insieme agli atleti, ad avere un dispendio energetico importante, certo ben diverso rispetto a chi se ne sta tranquillo al calduccio degli uffici. Questo tipo di professioni porta a diverse problematiche dal punto di vista nutrizionale, che si possono risolvere, o perlomeno attenuare, con un'attenzione specifica allo stato infiammatorio. Spesso infatti gli uomini che fanno lavori pesanti possono soffrire di infiammazioni alle articolazioni o ai muscoli e, proprio perché possono mangiare tranquillamente cibi molto densi di energia, possono avere problemi di dislipidemia, quindi colesterolo LDL alto, HDL basso e troppi trigliceridi. La dislipidemia è un fattore di rischio per le malattie cardiovascolari, ma sappiamo che è possibile ridurla praticando attività fisica, riducendo il sovrappeso, evitando il fumo e l'alcol oltre che ponendo molta attenzione alla composizione della dieta. Se in particolare si soffre di ipercolesterolemia è importante cambiare la propria alimentazione, abituandosi a consumare quotidianamente cereali e derivati integrali (pane, pasta e riso) e almeno tre porzioni di verdura (meglio se come antipasto) e due di frutta. Per le fonti di proteine preferire il pesce e i legumi e consumare ogni giorno frutta a guscio come noci, nocciole e mandorle. Anche i semi oleosi possono essere utili (lino, girasole e sesamo), perché sono ottime fonti di grassi monoinsaturi e polinsaturi, i cosiddetti "grassi buoni".

Roberto C. è un vigile del fuoco, ha 38 anni, è felicemente single e vive da solo in città. All'ultima visita di controllo, il medico competente gli ha fatto notare che il colesterolo LDL (quello cattivo) era parecchio sopra il limite e quindi gli ha consigliato l'utilizzo di integratori e di modificare la dieta. Roberto C. è una buona forchetta, ma anche molto attento a non saltare un giorno di palestra quando non lavora, è normopeso e tutti gli altri valori sono nella norma. Quello che deve fare è senz'altro agire sulla qualità dei grassi nella sua dieta e sulla quantità e tipologia di fibra che può inserire. Fortunatamente a Roberto piace tutto, quindi non sarà difficile inserire qualche nuova abitudine alimentare più salutare.

I suoi turni di lavoro sono: 12 ore diurne (dalle 8 alle 20), 24 di riposo, 12 ore notturne (dalle 20 alle 8) e 48 di riposo. Il pranzo o la cena li può consumare in mensa.

1) Una giornata movimentata

Durante una giornata in caserma possono esserci uscite e attività all'esterno. Tanto più in inverno, i pasti dovranno essere densamente calorici e, per sfatare immediatamente il mito che vieta le uova a chi ha il colesterolo alto, conviene iniziare fin dalla colazione a fare il pieno di energie con due belle uova alla coque, del pane integrale tostato, noci e un frutto. Le uova infatti sono una buona fonte di proteine e vitamine e, se preparate senza aggiunta di grassi, possono rientrare tranquillamente (senza esagerare) in un programma alimentare per ridurre l'ipercolesterolemia. Il pranzo in mensa, come qualsiasi altro pasto, deve iniziare con la verdura, che riduce l'assorbimento di grassi e zuccheri durante la digestione. A cena si può optare per un piccolo passato di verdure. In queste giornate si può sfruttare la possibilità (massimo tre volte alla settimana) di consumare carne rossa.

Colazione a casa

- Bevanda preferita, uova alla coque, pane integrale tostato, qualche noce e un frutto

Pranzo in mensa

- Prima portata: insalata misticanza
- Seconda portata: maccheroni al pomodoro
- Terza portata: filetti di nasello gratinati al forno

Cena a casa

- Prima portata: passato di verdure con peperoncino fresco

- Seconda portata: tagliata di manzo e patate
- Per concludere: mandarini

2) Una giornata di riposo dopo un turno di notte tranquillo

I turni di notte fortunatamente non sono tutti impegnativi dal punto di vista fisico e a Roberto capita anche di passare la notte in caserma senza chiamate. In questi casi l'apporto energetico della giornata seguente sarà inferiore, così come l'entità delle porzioni: è molto importante sapersi regolare nell'alimentazione a seconda dell'intensità dell'attività fisica che si svolge. Per colazione, fiocchi d'avena con semi di lino che assicurano un apporto di preziose fibre, i betaglucani, e acidi grassi essenziali. Resta sempre il consiglio di iniziare ogni pasto con delle verdure.

Colazione a casa

- Bevanda preferita, fiocchi d'avena con semi di lino e uvetta con latte o yogurt bianco

Pranzo a casa
- Prima portata: zucchine e melanzane grigliate
- Seconda portata: riso e piselli, quartirolo alla menta
- Per concludere: mele

Cena a casa
- Prima portata: insalata mista
- Seconda portata: branzino agli aromi e riso basmati integrale
- Per concludere: banana

3) Una giornata di riposo con allenamento in palestra

Per Roberto C. è molto importante rimanere in forma per svolgere al meglio il suo lavoro, quindi quando non ha turni si tiene allenato andando in palestra, generalmente prima di pranzo, quando c'è meno gente. I ritmi dei pasti si mantengono regolari ed è l'occasione per introdurre i preziosi legumi, dei veri e propri alleati contro il colesterolo "cattivo". Roberto C. non è abituato a consumarli, ma è importante che impari a cucinarli e soprattutto a considerarli un vero e proprio secondo e non un contorno. Vanno conditi sempre con olio extravergine d'oliva a crudo, un'altra arma potente contro l'infiammazione che si crea a causa dell'ipercolesterolemia.

Colazione a casa
- Bevanda preferita e muesli con yogurt bianco

Pranzo al bar dopo la palestra
- Prima portata: centrifuga di frutta e verdura
- Seconda portata: bresaola olio e limone con pane integrale
- Per concludere: una barretta a base di frutta a guscio (noci/mandorle)

Cena a casa
- Prima portata: maccheroncini con ricotta, erbette e funghi
- Seconda portata: ceci al rosmarino con olio extravergine d'oliva
- Per concludere: banana e cioccolato fondente al 70%

4) Una domenica con pranzo in famiglia

Proprio perché Roberto vive solo, i suoi genitori lo invitano spesso la domenica a pranzo, quando non è di turno, per passare una giornata in famiglia. In questi casi è bene che tutti siano al corrente dei suoi nuovi bisogni alimentari, anche perché sono abitudini che fanno bene a chiunque e un ricco pinzimonio da consumare come antipasto sarà gradito anche agli altri commensali. Se ci fossero altri antipasti, cercare di resistere. Meglio però non essere troppo rigidi e quindi per il pranzo non fare altre richieste, gustandosi il menu ed evitando però di chiedere il bis. A cena, di conseguenza, stare leggeri: una crema di zucca, ricca di carotenoidi amici della salute dei maschi, e sgombro ricco di omega-3 possono rappresentare una buona scelta.

Colazione a casa
- Bevanda preferita, yogurt intero con frutta a pezzi

Pranzo in famiglia
- Prima portata: pinzimonio
- Quel che c'è, senza esagerare con le porzioni +, se gradito, un bicchiere di vino

Cena a casa

- Prima portata: crema di zucca con crostini integrali
- Seconda portata: insalata di sgombro con pomodori, patate e basilico

5) Una giornata con serata in pizzeria

Come quasi tutti gli italiani, anche i vigili del fuoco amano la pizza e capita quasi ogni settimana che il turno si concluda in pizzeria. Se la giornata di lavoro è stata impegnativa e non ci si dimentica di ordinare come prima portata della verdura, si può senz'altro aggiungere un dessert: frutti di bosco con un po' di panna montata rappresentano un buon compromesso tra bontà e salute.

Colazione a casa

- Bevanda preferita, fiocchi di cereali misti con latte, qualche noce e un frutto

Pranzo in mensa

- Prima portata: insalata dal buffet
- Seconda portata: risotto al radicchio
- Terza portata: pollo impanato con spinaci

Cena in pizzeria

- Prima portata: zucchine e peperoni grigliati
- Seconda portata: pizza margherita
- Per concludere: frutti di bosco con panna montata

6) Gita al lago con pranzo al sacco

Roberto C. è originario del Lago Maggiore, conosce bene le passeggiate nei dintorni e nella bella stagione organizza gite che durano generalmente tutta la giornata, con pranzo al sacco. Non mi stancherò mai di ripetere che l'attività fisica, anche moderata, all'aria aperta è ancora più efficace e un giusto menu la può migliorare ulteriormente: via libera allora a una colazione salata con il prezioso olio extravergine d'oliva, nel cestino da picnic panini senza salumi ma con l'avocado, che è ricco di acidi grassi monoinsaturi, e per finire una cena veloce da preparare, ma ricca di nutrienti e fibra.

Colazione a casa

- Bevanda preferita, pane integrale e olio extravergine d'oliva, qualche noce e una banana

Pranzo al sacco

- Panino con tonno, avocado e pomodoro
- Frutta secca e a guscio (uvetta, pinoli, noci, albicocche secche, eccetera)
- Pesche e albicocche

Cena a casa

- Piatto unico: cuscus integrale con zucchine e merluzzo alla pizzaiola
- Per concludere: una banana

7) Un sabato in campeggio con barbecue

I colleghi della caserma organizzano un raduno annuale in campeggio estivo a cui Roberto C. non manca mai. In questi casi è molto difficile avere un'alimentazione equilibrata, perché è il barbecue a farla da padrone, quindi a queste cene si mangiano grandi quantità di carne alla brace e pane, il tutto annaffiato da un buon vino. Anche in queste situazioni, comunque, si può trovare il modo di fare una scelta più salutare, ad esempio portando una zuppa al pomodoro già fatta, ottima anche fredda (tipo gazpacho), e bruschette con aglio strofinato e pomodoro. Ci si può poi organizzare con della verdura affettata da grigliare, che certamente molti apprezzeranno. Stesso discorso vale per il pranzo: si può preparare in anticipo un'insalata di bulgur (grano spezzato che si prepara come il cuscus) con legumi misti (anche in scatola, ben sciacquati) e qualsiasi verdura tagliata a dadini e fatta saltare in padella per pochi minuti.

Colazione a casa
- Bevanda preferita, frutta fresca, muesli (fiocchi d'avena, frutta a guscio e frutta essiccata) e latte

Pranzo in campeggio
- Piatto unico: bulgur, mix di legumi e zucchine
- Per concludere: pesche

Cena in campeggio
- Prima portata: zuppa al pomodoro
- Seconda portata: carne cotta al barbecue (non le salamelle), verdura e bruschette +, se graditi, due bicchieri di vino

8) Una giornata con cena… per fare colpo

I maschi in genere o sono dei cuochi sopraffini, oppure non sanno neanche cuocere un uovo. Roberto C. è una via di mezzo, non ama particolarmente cucinare ma è discreto quando si mette d'impegno; e se l'obiettivo è una cenetta romantica si trasforma direttamente in chef stellato, alla ricerca di un menu salutare ma che faccia anche un po' di scena. Ecco quindi una giornata con lieto fine e un suggerimento per un dessert molto semplice ma di grande impatto: acquistare un buon gelato alla vaniglia e al momento di servire frullare due cachi, oppure due pesche mature, oppure due vaschette di fragole e "affogare" un paio di palline di gelato nella salsa di frutta; una spolveratina di granella di nocciole o mandorle e il gioco è fatto!

Colazione a casa

- Bevanda preferita, muesli con latte, qualche noce e un frutto

Pranzo in mensa

- Prima portata: verdure dal buffet
- Seconda portata: pasta alla Norma
- Terza portata: tacchino con i funghi

Cena a casa
- Prima portata: insalata con noci e uva
- Seconda portata: riso nero con salmone, zucchine e menta
- Per concludere: gelato alla vaniglia con crema di cachi (o fragole, o pesche) +, se gradito, un bicchiere di vino

9) Una giornata con salto del pranzo

Durante il turno capita molto spesso di ricevere chiamate che non consentono di tornare in caserma in tempo per pranzare. In questi casi, invece di buttarsi su toast e panini nel primo bar che s'incontra, è bene optare per frutta a guscio come noci, mandorle e nocciole ma anche frutta essiccata, come le albicocche secche. Questi prodotti oramai si trovano in pratiche confezioni ovunque, dai supermercati alle stazioni di servizio. Da bere, piuttosto che succhi di frutta o bibite zuccherate, meglio una spremuta d'arancia rossa, ricca di antocianine, nemiche del colesterolo. Per la cena pinzimonio e bruschette: accoppiare alimenti ricchi di carotenoidi, come il pomodoro all'olio extravergine, permette infatti un più efficace assorbimento delle preziose molecole.

A seguire, un piatto unico ricco di acidi grassi omega-3 come la pasta con tonno fresco a dadini, con capperi e limone. Non c'è bisogno di aggiungere sale alla ricetta.

Colazione a casa

- Bevanda preferita, fette biscottate integrali con marmellata di frutta al 100%, qualche noce

Spuntino del pomeriggio

- Frutta a guscio/essiccata, spremuta d'arancia rossa

Cena a casa

- Prima portata: cavolfiore crudo in pinzimonio e bruschette al pomodoro
- Seconda portata: pasta con tonno fresco, pomodorini, capperi e limone
- Per concludere: melone

10) Una serata al cabaret

Più che il cinema, Roberto C. ama il teatro, soprattutto il cabaret, e in questi casi la cena fuori è d'obbligo. Anche lui, come molti, apprezza la cucina giapponese: gli suggerisco di iniziare sempre con un piatto di edamame o un'insalata di alghe o classica, per poi gustare pesce crudo e riso. La cucina giapponese è molto indicata nei casi di ipercolesterolemia perché è a base di pesce e riso o spaghetti di grano saraceno (ramen) e di carni che in genere non sono molto condite, quindi apporta più grassi insaturi che saturi e una buona dose di fibra. Bisogna solo porre attenzione all'apporto di sale, quindi chiedere la salsa di soia con il tappo verde, che è appunto meno salata.

Colazione a casa
- Bevanda preferita, fiocchi d'avena croccanti con latte e qualche noce

Pranzo a casa
- Prima portata: pasta integrale con radicchio rosso
- Seconda portata: frittata alle erbette
- Per concludere: macedonia di frutta con granella di mandorle

Cena al ristorante
- Prima portata: edamame
- Seconda portata: sashimi misto e riso saltato con verdure
- Per concludere: ananas

Ricapitolando

Ecco un vademecum di buone norme da seguire per chi va a tutta energia:

- Scegliere una colazione salutare: bevanda preferita con yogurt e fiocchi d'avena con frutta a pezzi, muesli con latte o yogurt, frutta secca, frutta fresca. Evitare il più possibile la colazione fuori casa.
- Iniziare il pranzo, anche in mensa, con della verdura, poi scegliere due piatti semplici, come pasta al pomodoro e carne bianca o pesce. A casa preferire i piatti unici come pesce e patate, riso e legumi, eccetera.
- Per cena, a casa, approfittare per sperimentare zuppe e creme di verdura di qualsiasi tipo con legumi, cereali in chicco, pasta integrale, crostini, eccetera. Sempre presenti nel pasto devono essere verdura, frutta, grassi salutari, fonti di carboidrati e di proteine.
- Integrare nella dieta la preziosa frutta a guscio: mandorle, noci, nocciole, pistacchi, pinoli… (ovviamente non salati) non devono mai mancare nel corso della giornata.

- Condire sempre con olio extravergine d'oliva, spezie ed erbe e peperoncino fresco. Ridurre il sale il più possibile
- Limitare il consumo di dolci: meglio a fine pasto o a colazione, piuttosto che fuori pasto.
- Bere almeno 1,5-2 litri di liquidi al giorno, soprattutto acqua. Bandire le bevande zuccherate.

È ora di muoversi

Uomini che lavorano con orari regolari, che possono accedere facilmente a mense o ristorazione collettiva, sedentari. *Impiegati, insegnanti, giornalisti che lavorano in redazione, studenti.*

Il lavoro di ufficio è il lavoro sedentario per eccellenza. Per alcuni significa stare seduti alla scrivania anche otto ore al giorno e quindi il dispendio energetico è poco, spesso non corrisponde neanche al totale dell'energia assunta, con il risultato, secondo le implacabili leggi della termodinamica, di un accumulo di energia sotto forma di grasso. Il sovrappeso, oltre che un problema estetico, è soprattutto un problema per la salute: ormai è un fatto consolidato nell'ambiente scientifico e sanitario che il sovrappeso e l'obesità siano un fattore di rischio per tante malattie, dalle patologie oncologiche a quelle cardiovascolari, per non parlare del diabete di tipo 2. Cercare di rientrare nel normopeso è uno dei comportamenti più protettivi in assoluto nell'area della prevenzione nutri-

zionale, ma purtroppo è anche un'operazione per niente facile, soprattutto quando c'è una storia di sovrappeso nell'infanzia e nell'adolescenza. Perdere peso e mantenere il normopeso nel tempo è un obiettivo che pochi riescono a raggiungere. Quel che si evince dagli studi è che servono a poco regimi fortemente ipocalorici limitati nel tempo, mentre sono vincenti i cambiamenti dello stile di vita per sempre!

Paolo C. è un impiegato, ha 49 anni, lavora per una grande azienda, è divorziato, ha una figlia ormai indipendente e vive solo fuori città. Negli ultimi anni ha avuto un lento ma inesorabile aumento di peso, corrispondente a circa 3 kg all'anno, e quando arriva nel mio studio è in sovrappeso di circa 15 kg. Vorrebbe una dieta ferrea, ma è inutile perdere peso attraverso rinunce e privazioni, perché poi generalmente si recupera tutto; molto meglio un accurato studio delle sue abitudini e quindi delle indicazioni da applicare per il resto della sua vita, assolutamente non finalizzate a dimagrire nel breve periodo. L'obiettivo è cambiare poche cose ma per sempre: forse così non si avrà una perdita di peso istantanea, ma sicuramente lenta e duratura.

1) Una giornata pigra

Ci sono giornate, per gli impiegati, dove il dispendio di energia è minimo: ci si alza la mattina con doccia e colazione, si va in ufficio in auto e si rimane alla scrivania per lunghe ore, con una breve pausa caffè. Poi pranzo in mensa e altre quattro ore alla scrivania. La sera si torna a casa, sempre in auto, si cena, si guarda un film comodamente sul divano e poi si va a letto. Ecco, questo è proprio ciò che non dovrebbe accadere mai, perché è molto importante per la salute mantenere uno stile di vita attivo, che non significa andare in palestra tutti i giorni, ma almeno mettere in atto qualche stratagemma per muoversi. Prima cosa: dimenticarsi dell'ascensore; non esiste più, punto e basta. Poi sarebbe opportuno cercare di parcheggiare lontano da casa e lontano dal posto di lavoro così da raggiungere almeno i 5000 passi al giorno (si possono misurare anche con delle comode app da scaricare sullo smartphone). Altra buona abitudine, se non si riesce a praticare attività fisica durante la settimana lavorativa, è diventare dei *week-end warriors*, vale a dire i guerrieri del fine settimana, che organizzano attività (meglio ancora se all'aperto) sia sabato sia domenica.

In ufficio, per non stare seduti più di un'ora di seguito, bisogne cercare ogni tanto di alzarsi e camminare per 5 minuti, facendo magari 3 o 4 piani di scale. Comunque può capitare ovviamente la giornata pigra, in questo caso meglio partire con una colazione salata, che farà sentire sazi più a lungo, poi un pranzo in mensa cominciando religiosamente con verdura fresca e infine una cena a base di zuppa di legumi e orzo e frutta di stagione.

Colazione a casa
- Bevanda preferita, pane di segale tostato con caprino fresco

Pranzo in mensa
- Prima portata: insalata mista dal buffet e involtini di tacchino ai funghi
- Seconda portata: pasta con i broccoli
- Per concludere: mele

Cena a casa
- Piatto unico: zuppa di legumi misti con orzo e peperoncino fresco
- Per concludere: kiwi

2) Una giornata con “schiscetta” all’aperto

Paolo C. non ama particolarmente la mensa e quando la stagione lo permette gli piace mangiare al parco, che fortunatamente si trova vicino all’ufficio. È un’ottima idea, e in questi casi la sera prima a casa si prepara una “schiscetta” (a Milano si chiama così il pranzo al sacco dei lavoratori), ad esempio un’insalata di farro con verdure e sgombro in scatola. Lo sgombro è l’unico, insieme alle sardine, che in scatola mantiene un discreto contenuto di acidi grassi omega-3, utili per la salute cardiovascolare. Con un frutto comodo da mangiare, come ad esempio albicocche, arancia, mela o pera, il pranzo è fatto. Per colazione yogurt bianco con l’aggiunta di un po’ di frutta fresca tagliata, che è molto meglio di uno yogurt alla frutta: sapete quanto zucchero c’è nello yogurt aromatizzato alla frutta? Anche 15 g, vale a dire tre cucchiaini! Per cena Paolo può approfittare dell’apporto proteico dei legumi con un purè di fave (si trovano surgelate al supermercato, basta cuocerle e frullarle), catalogna e un panino integrale.

Colazione a casa

- Bevanda preferita, yogurt e frutta fresca

Schiscetta
- Piatto unico: farro con zucchine, menta e sgombro
- Per concludere: albicocche

Cena a casa
- Piatto unico: purè di fave e catalogna con pane integrale

3) Una giornata con "schiscetta" al chiuso

Capita anche che Paolo C., se fuori piove o fa troppo freddo, non potendo andare al parco si fermi a pranzare in area break, dove gli impiegati possono portarsi il pranzo da casa. Anche in questo caso è comodo preparare tutto la sera prima e non dimenticare di fare due passi per i corridoi dopo pranzo, magari per andare a prendere il caffè in una macchinetta lontana. Con una "schiscetta" a base di riso integrale con salmone scottato al timo insieme a spinaci novelli, attenzione che sarete presi d'assalto dagli altri colleghi con i loro tristissimi panini al prosciutto! Per cena quinoa, uno pseudo cereale molto ricco di proteine, da completare con verdure e formaggio fresco.

Colazione a casa

- Bevanda preferita, pane di segale e olio extravergine d'oliva, qualche mandorla

Schiscetta

- Piatto unico: riso integrale, salmone al timo e spinaci saltati
- Per concludere: mandarini

Cena a casa

- Piatto unico: quinoa con verdure a julienne e quadretti di feta
- Per concludere: pere

4) Una giornata con scuola di ballo

Paolo C. è appassionato di ballo, ma ha lasciato la scuola da ormai 5 anni. Riprendere questa passione sarebbe un'ottima cura sia per la salute sia per l'umore. Prima della serata danzante meglio consumare una cena leggera, porre attenzione all'idratazione e, tornati a casa, non farsi tentare da spuntini notturni. In questo modo, cenando verso le sette e non mangiando più nulla fino alla colazione del giorno successivo, dopo circa 12 ore, metterà in pratica il cosiddetto digiuno intermittente, che è considerato dagli scienziati molto salutare e protettivo, tanto più se si è sovrappeso. Quindi ben vengano i due appuntamenti settimanali con la scuola di ballo.

Colazione a casa
- Bevanda preferita, fette biscottate integrali con marmellata di mirtilli, qualche noce

Pranzo in mensa
- Prima portata: verdura mista di stagione al buffet
- Seconda portata: scaloppine con fagiolini e pane integrale
- Per concludere: mele

Cena presto
- Prima portata: due uova in camicia con asparagi
- Seconda portata: pasta integrale con erbette

5) Una giornata con pranzo al bar

Per tanti impiegati un'alternativa alla mensa è il bar, o la tavola fredda, e per alcuni addirittura un appuntamento fisso, utilizzando i buoni pasto. Qui si trova generalmente un'offerta di panini di ogni tipo, piatti freddi come mozzarella e pomodoro oppure piatti di salumi. Spesso è la bresaola a farla da padrona e certamente, condita con olio e limone, ogni tanto non fa alcun danno, ma non più di una volta alla settimana. Un panino con formaggio fresco e verdure grigliate, oppure con tonno e pomodoro, può essere una valida alternativa al panino con salumi, oppure si può scegliere la classica insalatona, senza l'aggiunta di salumi e formaggi, meglio con due uova sode.

Colazione a casa

- Bevanda preferita, pane di segale e marmellata di lamponi, qualche noce

Pranzo al bar

- Panino integrale con caprino e zucchine grigliate
- Arancia e banana

Cena a casa

- Prima portata: insalata tiepida di cannellini e timo
- Seconda portata: riso Venere con zucca al forno +, se gradito, un bicchiere di vino

6) Un venerdì con pizza a mezzogiorno

Il venerdì la pausa pranzo di Paolo C. cambia: d'accordo con alcuni colleghi fa un'ordinazione nella pizzeria vicina per festeggiare l'imminente fine settimana. Sarebbe meglio cambiare leggermente abitudine, magari recandosi direttamente in pizzeria, così da poter fare quattro passi e poter ordinare anche un'insalata o un contorno di verdure: consumate prima della pizza, abbassano l'impatto glicemico ed evitano "l'abbiocco" pomeridiano.

Colazione a casa
- Bevanda preferita, yogurt intero con frutta fresca

Pranzo in pizzeria
- Prima portata: spinaci all'agro
- Seconda portata: pizza margherita

Cena a casa
- Piatto unico: riso rosso con zucchine, ceci e rosmarino
- Per concludere: macedonia di pesche con amaretti sbriciolati

7) Una giornata con cena cinese

Si sa, la cucina orientale ha conquistato molti di noi italiani, compreso Paolo C. La sua preferita è la cucina cinese, che fortunatamente non si riduce a involtini primavera e wantong fritti (buonissimi, comunque) ma offre tanti spunti, anche salutari, per comporre una cena equilibrata. Per Paolo C. il ristorante cinese non è l'eccezione, ma la regola quando non ha voglia di cucinare e fare la spesa, e lo frequenta piuttosto spesso. La cena dovrebbe sempre iniziare con un brodo caldo e poi proseguire con una portata unica di verdure, pollo e riso nei modi che più gradisce.

Colazione a casa

- Bevanda preferita, pane di segale e marmellata di mirtilli al 100%, qualche noce

Pranzo in mensa

- Prima portata: verdura di stagione al buffet
- Seconda portata: pasta e fagioli
- Per concludere: arance

Cena al ristorante cinese

- Prima portata: zuppa con brodo di pollo e mais
- Seconda portata: verdure cinesi saltate, pollo con le mandorle e riso +, se gradito, un bicchiere di vino

8) Una giornata dalla mamma

La mamma di Paolo C., appassionata di cucina, è pugliese e lui la incolpa del suo attuale sovrappeso, come se bastasse qualche pranzo ogni tanto… E poi esistono tanti piatti pugliesi assolutamente salutari e che possono tranquillamente rientrare in un cosiddetto "pattern" alimentare per tenere sotto controllo il peso corporeo. Ricordiamoci sempre che è la dose che fa il veleno, quindi evitando il bis tutto andrà per il meglio. Di fronte alle insistenze materne, al tipico «ti trovo sciupato», per evitare di doversi abbuffare per dare soddisfazione, consiglierei di addurre la scusa di un problema di salute (come ad esempio la glicemia alta); di solito funziona!

Colazione a casa

- Bevanda preferita, fette biscottate integrali con miele, un frutto

Pranzo dalla mamma
- Prima portata: pinzimonio
- Seconda portata: pasta con le cime di rapa
- Per concludere: melone

Cena da mamma
- Prima portata: insalata misticanza
- Seconda portata: riso, patate e cozze +, se gradito, un bicchiere di vino

9) Una giornata sugli sci

L'attività fisica ovviamente è importantissima, ancora di più in caso di sovrappeso e meglio ancora se all'aria aperta. Non che serva direttamente a perdere peso, ma avere uno stile di vita attivo è utile soprattutto a evitare di accumulare chili nel corso degli anni. Paolo C. è amante dello sci e, neve permettendo, nel fine settimana si concede una giornata in montagna. Non ne vuole sapere di organizzarsi un pranzo al sacco, preferisce, come si suol dire, "mettere le gambe sotto il tavolo", quindi pranzo in rifugio e cena al ristorante. Difficile trovare verdura fresca nei rifugi di montagna, fortunatamente però le zuppe di verdura sono quasi sempre presenti. Dopo una giornata di sci ci si può tranquillamente concedere un dessert, è importante infatti non sentirsi "a dieta" ma cercare un equilibrio che permetta di sentirsi soddisfatti e non privati delle gioie della vita. E poi le torte di mele in montagna sono squisite!

Colazione a casa
- Bevanda preferita, muesli con latte o yogurt, un frutto

Pranzo in baita
- Piatto unico: zuppa di cipolle con pane integrale

Cena al ristorante
- Piatto unico: spezzatino ai funghi con polenta
- Per concludere: torta di mele

10) Una giornata con sessione di yoga

Paolo C. ha sofferto in passato di lombalgia e il suo medico gli ha consigliato di praticare yoga, utile anche per imparare ad assumere e mantenere una giusta postura mentre lavora per tutte quelle ore in ufficio. Da quando ha cominciato non ha più smesso, tale è stato il beneficio, e quindi il fine settimana spesso partecipa a delle sessioni di yoga in un centro dove c'è anche un servizio bar con qualche piatto freddo.

Colazione a casa

- Bevanda preferita, fiocchi d'avena croccanti e un frutto

Pranzo nel centro yoga

- Prima portata: centrifuga a base di frutta e verdura di stagione
- Seconda portata: insalata di farro con feta e pomodorini

Cena a casa

- Prima portata: vellutata di broccoletti con quinoa
- Seconda portata: merluzzo gratinato con pangrattato e pistacchi

Ricapitolando

Ecco un vademecum di buone norme da seguire per chi è ora che si muova:

- Scegliere una colazione salutare: bevanda preferita con yogurt e fiocchi di cereali (non zuccherati) con frutta a pezzi, muesli con latte, frutta secca, frutta fresca. Evitare il più possibile la colazione fuoricasa.
- Per il pranzo in mensa la prima preoccupazione è che ci sia della verdura e della frutta, poi scegliere uno o due piatti semplici, come pasta al pomodoro, carne bianca o pesce. A casa preferire i piatti unici come pesce e patate, riso e legumi, eccetera.
- Per cena, a casa, approfittare per sperimentare zuppe e creme di verdura di qualsiasi tipo con legumi, cereali in chicco, pasta integrale, crostini, eccetera. Devono essere sempre presenti nel pasto verdura, frutta, fonti di carboidrati e di proteine.
- Condire sempre con olio extravergine d'oliva, spezie ed erbe e peperoncino fresco. Ridurre il sale il più possibile.

- Evitare la somma, nello stesso pasto, di alimenti con uguale funzione nutritiva: per esempio, carne + formaggio, pane + pasta, patate + pane.
- Limitare il consumo di dolci: meglio a fine pasto o a colazione, piuttosto che fuori pasto.
- Bere almeno 1,5-2 litri di liquidi al giorno, soprattutto acqua. Bandire le bevande zuccherate.

Ritrovare il ritmo giusto

Uomini che passano lungo tempo in piedi e consumano pasti veloci e disordinati.
Commercianti, personale addetto alla mensa, ricercatori e tecnici di laboratorio, pasticcieri, cuochi, baristi, ristoratori e camerieri.

Da bambina (ma anche adesso) non riuscivo a capire come i pasticcieri resistessero alla tentazione di divorare tutto quello che preparavano. In effetti, per chi lavora in ambienti dove c'è a disposizione cibo a volontà è difficile resistere, anche se c'è anche chi ha una reazione inversa, come ad esempio i maestri cioccolatieri che non mangiano cioccolato (mah!). In realtà il lavoro nel campo della ristorazione, così come in altri tipi di commercio, è in genere molto duro, con tante ore in piedi e pasti disordinati, specialmente nel caso in cui il cibo sia sempre a disposizione. Purtroppo però quando si stimola troppo il meccanismo che mantiene in equilibrio la glicemia (la concentrazione di zucchero nel sangue), che entra in gioco praticamente tutte le volte che mangiamo, il risul-

tato è che l'organismo si affatica e tale delicato equilibrio diventa sempre più difficile da mantenere. Inoltre consumare disordinatamente panini e altre fonti di carboidrati raffinati ad alto indice glicemico unitamente a grassi saturi può causare anche un accumulo di grasso nel fegato, che rappresenta un fattore di rischio per altre patologie. Di solito questo succede agli appassionati di focacce, pizze e dolci e a chi ama particolarmente gli aperitivi, ma, specialmente intorno ai cinquant'anni, bisogna fare attenzione e cercare di regolarizzare lo stile alimentare.

Luca M., 48 anni, ha un bar, vive con la sua fidanzata e lavora sei giorni su sette dalla mattina alle 9 alla sera alle 20, con una pausa tra le 15 e le 16.30. Fino a qualche anno fa approfittava di quell'ora e mezza per fare jogging, ma poi ha perso questa abitudine. Esami alla mano, ultimamente la sua glicemia fa i capricci e gli è stato inoltre diagnosticato un principio di steatosi epatica; è molto preoccupato, ma consapevole che un cambiamento di stile di vita potrà aiutarlo a ricondurre i valori alla normalità.

Come molte persone che lavorano nei bar, nei ristoranti o nei laboratori di pasticceria, Luca M. passa la giornata in piedi ed è esposto a una serie di tentazioni a cui è difficile resistere. La mattina ad esempio tende a non fare colazione, beve due caffè ed esce subito di casa per poi mangiare un panino (piccolo) al bar: il pane è ovviamente bianco e l'imbottitura preferita è il prosciutto cotto. È proprio da qui che bisogna partire, perché mangiare come prima cosa, la mattina, un panino imbottito non è senz'altro il modo migliore per tenere sotto controllo la glicemia. Anche il pranzo quasi sempre salta, a favore di spuntini poco salutari che lo fanno arrivare a cena stanco e affamato. Una soluzione potrebbe essere quella di unire la colazione e il pranzo in un unico pasto in tarda mattinata. Come molti baristi e addetti alla ristorazione, non ama affatto uscire a cena, e quindi sarà più facile per lui cercare di regolare i pasti e ottenere un approccio più equilibrato. Un ultimo punto dolente è il vino: a Luca M. piace molto e non ci rinuncerebbe mai, ma è importante che impari a "dosarlo", quindi sempre ai pasti (dopo che ha cominciato a mangiare) e senza superare i due bicchieri al giorno, anche se con i suoi fattori di rischio sarebbe meglio limitarsi a uno.

1) Una giornata estiva al bar

D'estate essere soddisfatti da pasti frugali è molto più facile, la richiesta di energia è più bassa e ci dà la possibilità di comporre dei menu molto leggeri. In questo caso, si tiene a bada la glicemia con fonti di carboidrati a basso indice glicemico come il pane di segale a pranzo e il farro in chicchi nel minestrone della cena. Se si preferisce, è possibile riunire gli alimenti della colazione e del pranzo in un pasto in tarda mattinata al bar.

Colazione a casa
- Bevanda preferita, yogurt bianco con mandorle

Pranzo al bar
- Panino con pane di segale, salmone, avocado e indivia belga
- Per concludere: pesche

Cena a casa
- Piatto unico: minestrone di verdura con lenticchie rosse, farro e peperoncino fresco
- Per concludere: albicocche +, se gradito, un bicchiere di vino

2) Una giornata invernale al bar

La giornata invernale inizia con una colazione salata a base di pane integrale con le noci, ottime protettrici dei vasi, e prosegue con un pranzo leggero costituito da pane integrale, roastbeef e verdure, una buona soluzione, gustosa e saziante, quando non si ha molto tempo a disposizione. A cena sono sempre benvenute le zuppe, in questo caso con legumi secchi e grano saraceno, e dopo cena ci si può concedere cachi e un po' di cioccolato fondente, un *comfort food* salutare per chi ha lavorato duramente tutto il giorno e si merita un premio: ci sono degli zuccheri, certo, ma dopo una zuppa ricca di fibra avremo un impatto glicemico mitigato. Se si preferisce è possibile riunire gli alimenti della colazione e del pranzo in un pasto in tarda mattinata al bar.

Colazione a casa
- Bevanda preferita, pane con le noci

Pranzo al bar
- Panino con pane integrale, roastbeef, pomodoro e spinaci
- Per concludere: arance

Cena a casa

- Piatto unico: zuppa con grano saraceno, fave, piselli secchi e timo
- Per concludere: cachi con cioccolato fondente al 70% +, se gradito, un bicchiere di vino

3) Una giornata autunnale al bar

In autunno, come in primavera, si dice che si è più propensi a regolare l'alimentazione. Propongo allora una colazione con yogurt e frutta di stagione: come ad esempio l'ottimo melone bianco, a cui aggiungere sempre qualche noce, che aiuta a controllare la glicemia. Per pranzo il solito panino, questa volta con lo sgombro che apporta omega-3, e per cena un risotto alla zucca ricco di carotenoidi facilmente assimilabili, preceduto da verdura cruda di stagione. Niente burro per la mantecatura, solo olio extravergine. Se si preferisce è possibile riunire gli alimenti della colazione e del pranzo in un pasto in tarda mattinata al bar.

Colazione a casa

- Bevanda preferita, yogurt bianco con noci e frutta tagliata

Pranzo al bar
- Panino con pane di segale, sgombro e zucchine grigliate

Cena a casa
- Prima portata: pinzimonio
- Seconda portata: risotto alla zucca con rosmarino e ricotta fresca
- Per concludere: pere +, se gradito, un bicchiere di vino

4) Una giornata primaverile al bar

La primavera porta con sé ottima frutta, dalle fragole alle ciliegie, quindi conviene approfittarne per fare il pieno di antocianine protettrici dei vasi. Per l'abituale panino del pranzo si può scegliere una frittata alle erbette e per cena del riso nero con i gamberi. Prima del pasto, però, iniziare sempre con delle verdure, ad esempio delle zucchine, per abbassare l'impatto glicemico. Se si preferisce è possibile riunire gli alimenti della colazione e del pranzo in un pasto in tarda mattinata al bar.

Colazione a casa

- Bevanda preferita, yogurt bianco e fragole con granella di pistacchi

Pranzo al bar

- Panino con pane integrale, frittata alle erbette e menta

Cena a casa

- Prima portata: zucchine grigliate alla menta
- Seconda portata: riso nero con gamberi
- Per concludere: ciliegie +, se gradito, un bicchiere di vino

5) Una giornata *hangover*

Ogni tanto a Luca M. capitano giornate *hangover*, vale a dire una giornata di recupero quando la sera prima è stata impegnativa dal punto di vista della quantità di alcol e di cibo. Ovviamente serate del genere non dovrebbero proprio capitare, tanto meno a chi ha fattori di rischio come iperglicemia e steatosi, ma una giornata di questo tipo, così come un semi-digiuno, può fare bene anche ad esempio dopo i giorni di festa. Quando l'organismo è stato messo a dura prova e quindi è affaticato, può dare sollievo mangiare meno e soprattutto cibi ricchi d'acqua. Se si preferisce è possibile riunire gli alimenti della colazione e del pranzo in un pasto in tarda mattinata al bar.

Colazione a casa
- Bevanda preferita, yogurt intero, qualche noce

Pranzo al bar
- Prima portata: centrifuga di verdura di stagione
- Seconda portata: panino con pane di farro, pomodoro, tonno e origano

Cena a casa
- Prima portata: passato di verdure con riso integrale
- Seconda portata: spezzatino di pollo al limone
- Per concludere: macedonia

6) Una giornata di riposo

Anche chi lavora in un bar ha una giornata di riposo e Luca ne approfitta per andare al mercato di zona, dove c'è un banco del pesce che lo serve da anni molto bene. Il merluzzo potrebbe essere un ottimo acquisto, dal momento che è davvero facile da cucinare (basta bollirlo per 10 minuti in acqua con un po' di verdure varie tagliate a pezzi) e si presta bene per comporre diverse insalate: per un piatto unico ben bilanciato, accompagnarlo a coste tagliate sottili e appena passate in padella, farro, una manciata di ceci lessati, olio extravergine e pepe. A cena, avena e zucca con fagioli azuki, un piatto equilibrato e gustosissimo con molta fibra amica del cuore (e dell'intestino).

Colazione a casa

- Bevanda preferita, yogurt, nocciole e banana

Pranzo a casa

- Insalata di farro, merluzzo, ceci e coste

Cena a casa

- Piatto unico: zuppa d'avena e fagioli azuki rossi con zucca
- Per concludere: frutti di bosco +, se gradito, un bicchiere di vino

7) Una giornata con cena da amici

Luca M. ha tanti amici, anche tra i clienti, e spesso è invitato a cena durante la settimana o nel weekend. Nei giorni lavorativi preferirebbe stare a casa, così cerca di limitare le uscite, ma sono lo stesso piuttosto frequenti. Quando lo aspetta una cena fuori, durante la giornata dovrebbe cercare di limitarsi: per colazione solo frutta fresca e secca e per pranzo una bella insalata ricca di verdure di tutti i tipi con uova sode e un paio di fette di pane integrale. Prima della cena dovrebbe evitare l'aperitivo e, se può, anche l'antipasto. Poi potrà apprezzare tranquillamente le portate successive (sperando che non siano troppo condite).

Colazione a buffet

- Bevanda preferita, frutta fresca, qualche mandorla

Pranzo al bar

- Prima portata: centrifuga con verdure di stagione
- Seconda portata: insalata mista con uova sode, pane integrale

Cena a casa di amici

- Quello che c'è senza bis +, se graditi, due bicchieri di vino

8) Una giornata in montagna d'estate

D'estate, nelle giornate di riposo, Luca M. scappa dal caldo di Milano e si rifugia in montagna, poi la mattina seguente va direttamente al lavoro: giustamente, bastano una giornata e una notte lontano dalla città per sentirsi subito rigenerato. Quando è in montagna ama concedersi il pranzo al rifugio, per cena invece rimane a casa. Le scelte salutari sono comunque possibili: se si cammina un po', perché negarsi uno spezzatino con polenta e un buon dessert con more appena raccolte e panna montata? Per cena invece potrà cucinarsi facilmente degli involtini di verza con riso integrale e cipolle, preceduti da un pinzimonio di peperoni, ricchi di carotenoidi e vitamina C.

Colazione a casa

- Bevanda preferita, pane di segale con marmellata di mirtilli al 100%

Pranzo al rifugio
- Piatto unico: spezzatino ai funghi con polenta alla griglia
- Per concludere: more con panna montata

Cena a casa
- Prima portata: pinzimonio di peperoni
- Seconda portata: involtini di verza con riso integrale e cipolle +, se gradito, un bicchiere di vino

9) Giornata sulla neve

Anche durante l'inverno, Luca M. ama trascorrere la giornata di riposo in montagna. Con il freddo, a pranzo è più adatta una buona zuppa calda e della bresaola (o *mocetta*, come la chiamano in valle d'Aosta): non è un problema consumare ogni tanto carne conservata, l'importante è che non sia un'abitudine quotidiana. Per la cena potrà acquistare della pasta fresca alle erbette o agli spinaci e condirla con salsa al pomodoro, ricordandosi di iniziare il pasto sempre con della verdura, in questo caso carote e cipolline al forno.

Colazione a casa
- Bevanda preferita, fette biscottate integrali con marmellata di lamponi al 100%

Pranzo al rifugio
- Prima portata: zuppa di verdure e orzo
- Seconda portata: bresaola olio e limone
- Per concludere: mele

Cena a casa
- Prima portata: carote e cipolline al forno
- Seconda portata: ravioli alle erbette con salsa di pomodoro +, se gradito, un bicchiere di vino

10) Una giornata di semi-digiuno

Luca M. non trova faticoso evitare di mangiare per molte ore e gli piacerebbe sperimentare il semi-digiuno, di cui ha sentito dire che fa molto bene. In realtà bisogna essere molto prudenti in questo ambito, evitando assolutamente il fai da te, perché i professionisti devono valutare molti parametri prima di consigliare questo tipo di approccio alimentare. Sconsiglio il digiuno assoluto e consiglio di provare, al massimo una volta alla settimana, una giornata di semi-digiuno con il consumo esclusivo di verdure e un po' d'olio per condirle. Anche questa scelta, comunque, va prima discussa con il proprio medico.

Colazione a casa
- Bevanda preferita

Pranzo al bar
- Prima portata: centrifuga di verdura fresca
- Seconda portata: insalata mista con olio

Cena a casa
- Passato di verdura (senza patate) con olio

Ricapitolando

Ecco un vademecum di buone norme da seguire per chi deve ritrovare il ritmo giusto:

- Non consumare pane bianco o prodotti da forno come grissini, focacce, pizzette.
- Al ristorante e a casa mangiare sempre come prima portata verdura di qualsiasi tipo, cruda o cotta in maniera semplice.
- Ridurre l'alcol a massimo due bicchieri di vino al giorno e cominciare a bere il vino solo dopo aver iniziato a mangiare, mai a stomaco vuoto.
- Al ristorante ordinare sempre acqua (gassata o naturale) e berne uno o due bicchieri prima di iniziare il pasto.
- Per cena, a casa, approfittare per sperimentare zuppe e creme di verdura di qualsiasi tipo con legumi, cereali in chicco, pasta integrale, crostini, eccetera. Devono essere sempre presenti nel pasto verdura, frutta, fonti di carboidrati e di proteine.

Alla larga dal frigorifero

Uomini che lavorano da casa, sedentari, consumano pochi pasti fuori casa e hanno accesso illimitato al frigorifero.
Smart worker (informatici, scrittori, giornalisti, freelance, studenti sotto esame, alcuni artigiani).

Lo smart working, *in pratica il lavoro da casa, dicono sia il futuro di chi, volente o nolente, esercita la professione stando davanti a un PC. Oltre allo svantaggio della sedentarietà, che colpisce anche gli impiegati che la scrivania ce l'hanno in azienda, in questo caso si aggiunge il pericoloso accesso illimitato al frigorifero, e spesso l'intestino è il primo che, nel nostro organismo, risente della situazione. La sedentarietà infatti è uno dei fattori di rischio più importanti delle patologie dell'intestino, dalle più gravi come il tumore del colon retto a quelle molto meno pericolose come la sindrome da colon irritabile, ma senz'altro fastidiosa e con un effetto negativo sulla qualità di vita. Per risolvere fastidi o dolori addominali è necessaria, in questi casi, oltre all'inserimento di attività fisica nel quotidiano, una sorta di "rieducazione" dell'intestino, con l'aiuto anche di probiotici (che ci si può far prescrivere dal medico o dal nutrizionista) e l'introduzione graduale di alimenti ricchi di fibra come i legumi o i cereali e derivati integrali. Troverete quindi quattro menu per quattro giornate di allenamento dell'intestino, che potranno essere seguite al bisogno o anche di seguito se la situazione non si risolve. In questa fase, meglio evitare latte e derivati, che a molti provocano un'ulteriore irritazione. Le verdure da utilizzare nel passato "della rieducazione" (che si può congelare in porzioni singole da usare all'occorrenza, meglio a pranzo) possono essere le seguenti: bietola, carote, cavolo nero o riccio, cicoria, la parte verde del cipollotto fresco, fagiolini, melanzane, peperoni, pomodori, radicchio, ravanelli, rucola, sedano rapa, spinaci, zucca, zucchine. Il passato deve essere appunto passato al passaverdure, perché in questo modo le fibre più grosse, che potrebbero irritare le pareti di un intestino infiammato, vengono eliminate, mentre frullando semplicemente le verdure la separazione non avverrebbe.*

Le lunghe ore alla scrivania, interrotte solo dai pellegrinaggi fino al frigorifero, spingono Federico C. (34 anni) ad arrivare nel mio studio con la specifica richiesta di un piano alimentare che lo aiuti con una sindrome da intestino irritabile che lo perseguita da mesi.

Federico C. lavora da casa, è un giornalista e passa almeno otto ore al giorno sulla sedia davanti alla scrivania. In più, vivendo da solo, spesso perde il ritmo dei pasti e si ritrova a smangiucchiare senza soluzione di continuità. Federico C., come chiunque lavori da casa, dovrebbe considerare la cucina off-limits per evitare di mangiare in continuazione. Colazione, pranzo e cena devono essere tassativamente gli unici orari in cui la si può frequentare, e il rispetto degli orari è una regola fondamentale specialmente nella fase di rieducazione dell'intestino. Si avranno dei benefici anche consumando il pasto lentamente, cercando di masticare con cura.

Un trucco: i budini preparati con succo di frutta (rigorosamente 100% e non da succo concentrato), acqua e agar-agar sono un ottimo prebiotico (buon cibo per i microorganismi buoni dell'intestino) e si preparano facilmente in questo modo: si portano a ebollizione 500 ml di liquido (metà acqua e metà succo di frutta), poi si aggiungono 4-5 g di agar-agar in polvere (circa un cucchiaino da caffè, ma è meglio seguire le indicazioni presenti sulla confezione, perché la quantità può variare in base alle aziende produttrici), quindi si suddivide il liquido in quattro stampini, si lascia raffreddare un po', e poi si mette in frigo un'oretta prima di consumare.

1) Rieducazione dell'intestino A

Per non affaticare la digestione, a colazione Federico C. dovrebbe limitarsi a gallette di riso o di altri cereali (semintegrali, per non irritare con troppa fibra le pareti dell'intestino) con miele, mentre il pranzo è il momento per cominciare a introdurre piccole quantità di passato di verdura preparato con le verdure indicate in precedenza. Per cena, insalata tiepida di patate con uova, pochi capperi ben dissalati e prezzemolo fresco.

Colazione a casa
- Bevanda preferita, gallette di riso con miele

Pranzo a casa
- Prima portata: poco passato di verdura (passato al passaverdura)

- Seconda portata: riso semintegrale, fagiolini e orata agli aromi
- Per concludere: banana

Cena a casa

- Piatto unico: insalata tiepida di patate, uova sode, prezzemolo e capperi
- Per concludere: budino con succo di lampone

2) Rieducazione dell'intestino B

Nel secondo esempio di giornata di rieducazione dell'intestino, le quantità di alimenti ricchi di fibra sono ancora limitate. Restano le gallette a colazione così come il piatto unico sia a pranzo sia a cena: sgombro e cuscus semintegrale a pranzo e riso semintegrale con polpette di carne bianca la sera. Come ho già spiegato, conviene non aggiungere formaggio alla preparazione delle polpette.

Colazione a casa

- Bevanda preferita, gallette di riso con miele

Pranzo a casa
- Prima portata: poco passato di verdura (passato al passaverdura)
- Seconda portata: sgombro con pomodori e cuscus semintegrale
- Per concludere: melone bianco

Cena a casa
- Piatto unico: riso semintegrale con carote crude e polpette di tacchino al rosmarino
- Per concludere: budino con succo di mirtilli

3) Rieducazione dell'intestino C

In questa giornata continua la rieducazione inserendo zucca a pranzo e patate la sera, ottimi alimenti per dare sollievo all'intestino irritato.

Colazione a casa
- Bevanda preferita, gallette di riso con miele

Pranzo a casa
- Prima portata: poco passato di verdura (passato al passaverdura)

- Seconda portata: scaloppine agli agrumi, zucca al forno e pane integrale
- Per concludere: uva

Cena a casa
- Prima portata: crema di patate e cavolo nero
- Seconda portata: tonno fresco scottato
- Per concludere: budino con succo di melograno

4) Rieducazione dell'intestino D

È il momento di introdurre dei legumi, partendo dalle lenticchie rosse (decorticate) che sono le più tollerate quando si hanno problemi di intestino irritabile. È possibile anche utilizzare piselli secchi spezzati, ricordandosi di cuocerli molto, fino a quando diventano crema. Questi legumi, in genere, non danno problemi e anzi permettono, dopo un breve periodo di utilizzo, di poter consumare anche altri tipi di legumi. È importante ricordare che i legumi "vogliono l'abitudine", quindi è normale, se non si mangiano da un po' di tempo, incorrere nella spiacevole pancia gonfia. Se non si è abituati, introdurre, quindi, piccole quantità di lenticchie rosse decorticate o piselli secchi spezzati e poi successivamente passare ad altri.

Colazione a casa
- Bevanda preferita, gallette di riso con miele

Pranzo a casa
- Prima portata: poco passato di verdura (passato al passaverdura)
- Seconda portata: riso semintegrale con salmone al vapore
- Per concludere: melone

Cena a casa
- Prima portata: crema di zucchine e menta
- Seconda portata: lenticchie rosse e cuscus di farro
- Per concludere: budino con succo d'arancia

5) Una giornata con "schiscetta" al parco

Per evitare di stare seduto tutto il giorno a casa, Federico C., quando la stagione lo permette, potrebbe fare un picnic al parco per pranzo, tanto più che esattamente a un chilometro da casa sua c'è il parco più grande della città. Non è assolutamente tempo perso: oltre che offrirgli l'occasione di fare quattro passi prima e dopo pranzo, si sentirà rigenerato anche solo per essere stato un'ora all'aria aperta. Nel "cestino", un semplice e comodo panino con la frittata.

A colazione ogni tanto Federico vorrebbe mangiare dei biscotti. È importante leggere attentamente l'etichetta, perché per definirli salutari dovrebbero rispettare precisi parametri, soprattutto relativi ai contenuti di fibra (5-6% del peso totale), zuccheri semplici (inferiori al 15%) e acidi grassi saturi (massimo 10-12%).

Colazione a casa

- Bevanda preferita e biscotti secchi di farina di farro

Pranzo al sacco

- Panino con pane integrale, frittata e bietole
- banana

Cena a casa

- Piatto unico: cuscus semintegrale con merluzzo, pomodorini e qualche oliva
- Per concludere: melone

6) Una giornata con cena di lavoro

Finalmente si esce per una cena di lavoro! Per chi lavora in ufficio generalmente è uno strazio, ma per chi lavora da casa è invece un buon diversivo, visto che sono più rare le occasioni di uscire e incontrare persone. Chi come Federico C. soffre di colon irritabile dovrebbe sempre optare per la semplicità: se è un ristorante di pesce, ben vengano due portate con i suoi piatti preferiti. Avendo l'accortezza di bere poco vino, la serata potrà essere innocua anche per il suo intestino. A pranzo potrà provare i ceci decorticati, ottima soluzione per chi ha l'intestino sensibile.

Colazione a casa
- Bevanda preferita, fette biscottate di farina di farro e miele

Pranzo a casa
- Piatto unico: pasta semintegrale con erbette e ceci decorticati con scorza di limone
- Per concludere: frutti di bosco

Cena al ristorante

- Prima portata: insalata tiepida di mare e spinacini novelli
- Seconda portata: spaghetti con le cozze
- Per concludere: ananas +, se gradito, un bicchiere di vino

7) Una gita in montagna

La montagna è una delle mete preferite di Federico C., ed è solito organizzare lunghe camminate con gli amici. Non mi stancherò mai di ripetere che l'attività fisica, o meglio ancora uno stile di vita attivo, è alla base del benessere di tutti. Muoversi è molto importante anche per la salute dell'intestino, tanto quanto un'alimentazione corretta, quindi questa abitudine per Federico è un vero toccasana, a patto che si organizzi nel modo giuso per il pranzo al sacco e che ordini correttamente la cena al ristorante.

Colazione a casa

- Bevanda preferita, fiocchi d'avena con latte vegetale

Pranzo al sacco

- Panino con pane al farro con tonno, pomodori e origano
- Banana e cioccolato fondente al 70%

Cena al ristorante

- Prima portata: minestra di farro
- Seconda portata: trota salmonata al rosmarino
- Per concludere: frutti di bosco +, se gradito, un bicchiere di vino

8) Una giornata con gita in barca

L'ultima volta in cui Federico C. è stato sul lago, nel ristorante in cui si è fermato con gli amici dopo la gita in barca non è riuscito a individuare delle portate semplici e il giorno dopo ne ha pagato le conseguenze: dolori e tensione al ventre e il suo intestino si è ribellato a intingoli e troppo vino. Se ci sarà un'altra occasione, meglio portarsi un pranzo al sacco con un'insalata di riso e fragole lavate e per la cena gustare il pesce persico, anche come ripieno dei ravioli, iniziando con del radicchio rosso in insalata o alla griglia. In questo modo l'intestino non dovrebbe affaticarsi e potrebbe sopportare tranquillamente anche un bicchiere di vino.

Colazione a casa
- Bevanda preferita e biscotti secchi di farina di farro

Pranzo al sacco
- Insalata di riso
- Fragole

Cena al ristorante
- Prima portata: insalata di radicchio
- Seconda portata: ravioli di pesce persico
- Per concludere: sorbetto al limone +, se gradito, un bicchiere di vino

9) Una giornata con cena da amici

Quando si vive da soli, come si farebbe senza amici? Federico C. si incontra con il suo affiatatissimo gruppo di amici almeno due volte alla settimana, ora a casa di uno, ora a casa di un altro, e ammette che, in questi casi, è facile esagerare con cibo e vino. Ma poi le conseguenze non si fanno attendere… Quando lo aspetta una serata di questo tipo, a pranzo meglio limitarsi a un piatto unico, poi a cena, per quanto possibile, cercare di non esagerare con le porzioni, evitare o ridurre al minimo gli antipasti e soprattutto parcheggiare lontano, così da fare due passi ritornando a casa.

Colazione a casa

- Bevanda preferita, fette biscottate di farina di farro e miele

Pranzo a casa

- Piatto unico: pasta semintegrale al pesto con fagiolini e patate
- Per concludere: arance

Cena a casa di amici

- Quel che c'è, senza bis e senza esagerare con gli antipasti +, se gradito, un bicchiere di vino

10) Il “day after”

Quando si soffre di intestino irritabile ci possono essere delle giornate veramente brutte e Federico C. ne sa qualcosa. Durante queste crisi, tensione e dolore sembrano proprio non passare. Per trovare un po’ di sollievo, evitare ovviamente l’alcol e fare attenzione all’idratazione: possono aiutare alimenti molto ricchi d’acqua come il melone bianco (si trova particolarmente buono in inverno) e provare a pranzo una zuppa di miso, alimento fermentato tipico della cucina orientale, che a molti dà particolare sollievo.

Colazione a casa

- Bevanda preferita, gallette di riso e miele

Pranzo a casa

- Prima portata: zuppa di miso
- Seconda portata: riso al prezzemolo e radicchio rosso
- Terza portata: filetti di nasello al limone e timo
- Per concludere: melone bianco

Cena a casa

- Piatto unico: passato di verdura (passato al passaverdura) con cuscus di farro
- Per concludere: melone bianco

Ricapitolando

Ecco un vademecum di buone norme da seguire per chi deve stare alla larga dal frigorifero:

- Regolarizzare gli orari dei pasti e cercare di alzarsi e muoversi per qualche minuto ogni ora di lavoro.
- Rieducare l'intestino facendo attenzione a introdurre gli alimenti ricchi di fibra in modo graduale.
- Se si prevede una giornata senza uscire di casa, la colazione dovrebbe essere poco densa di energia.
- Cercare di trovare delle soluzioni per pranzare all'aperto (con "schiscetta").
- A pranzo o a cena fuori non lasciarsi andare e, se succede, correre ai ripari con giornate di rieducazione dell'intestino o "day after" finché i sintomi non si attenuano.
- Limitare il consumo di alcol.
- Bere almeno 1,5-2 litri di liquidi al giorno, soprattutto acqua. Bandire le bevande zuccherate.

Tempo per volersi bene

Uomini che possono organizzare pasti regolari a casa e che raramente pranzano o cenano fuori; hanno un metabolismo rallentato e tendenza alla sarcopenia. *Pensionati.*

All'allungamento dell'aspettativa di vita è collegato l'aumento delle patologie associate all'invecchiamento. In Italia la popolazione è sempre più anziana e il nostro sistema sanitario non può non fare i conti con questo fatto: uno dei problemi emergenti è infatti quello dell'invecchiamento della popolazione e dell'aumentata incidenza delle malattie che ne derivano. Già da qualche anno si parla di healthy ageing *proprio per sottolineare il fatto che è molto importante aumentare l'aspettativa di vita, ma soprattutto la qualità, questo è possibile attraverso la riduzione delle patologie croniche e dei relativi fattori di rischio. Sappiamo ormai molto bene che uno stile di vita attivo e un'alimentazione corretta sono alla base di un invecchiamento in salute. Uno dei problemi più comuni nei maschi over 65 è l'iperplasia prostatica, per cui è indispensabile una terapia farmacologica. Ha anche, però, una componente infiammatoria per la quale un ruolo fondamentale è svolto anche dall'alimentazione, in particolare da alcuni alimenti tampone che possono aiutare a lenire gli stati infiammatori e a non favorire l'aumento del giro vita e della glicemia. Occorre innanzitutto impostare una dieta, concordata con uno specialista o un nutrizionista, che preveda un giusto rapporto fra omega-3 e omega-6 e la riduzione degli zuccheri e degli acidi grassi saturi a vantaggio non solo di un miglioramento dei livelli del colesterolo ma anche dei disturbi urinari e della disfunzione erettile.*

Sono indicati, perché base di uno stile alimentare volto a ridurre l'infiammazione, il pesce (pesce azzurro e olio di pesce), i crostacei, il riso integrale, l'olio extravergine d'oliva e di riso; fra le verdure le carote, la zucca, le zucchine, il cavolo, il finocchio, la cicoria, le rape e le radici in genere. Fra la frutta scegliere sempre quella di stagione. Sarebbe meglio, invece, limitare alcuni cibi, perché possono agire come co-fattori degli stati infiammatori della prostata: fra questi le carni conservate, i salumi e gli insaccati, i fritti, i dolci e le bevande zuccherate, i formaggi grassi e le farine raffinate.

Vittorio M. è un pittore in pensione di 75 anni, vive solo, è ancora molto attivo ed è un ottimo cuoco. Vanta un profilo lipidico da quarantenne e l'unica cosa che lo affligge è un leggero sovrappeso e un inizio di ipertrofia prostatica. Da qualche anno infatti lamenta disturbi alle vie urinarie, il bisogno frequente di minzione, specie notturna, e la riduzione del getto delle urine, sintomi tipici di questa patologia. Lo specialista da cui è in cura, oltre a prescrivergli una terapia farmacologica, gli ha spiegato che potrebbe ottenere grandi benefici seguendo un'alimentazione corretta: poche modifiche alle proprie abitudini potrebbero attenuare notevolmente i suoi disturbi.

1) Una giornata in autunno/inverno

Vittorio M. ama cucinare e questo è un gran vantaggio perché senz'altro è più consapevole di quello che mangia e sarà più facile programmare al meglio la dieta, sempre intesa come l'insieme degli alimenti e della frequenza con cui li mettiamo in tavola. Sfruttare gli alimenti di stagione garantisce, oltre a prodotti più saporiti, una grande varietà di menu. Per colazione, se si amano le fette biscottate scegliere la versione integrale e associare sempre qualche noce, ricca di omega-3. Meglio la versione integrale anche per la pasta, da far saltare in padella con i broccoletti, e per cena una ricca zuppa, come la ribollita tipica toscana, con tante verdure, tra cui il cavolo nero (il famoso kale tanto osannato negli USA, ricco di calcio e altre molecole interessanti dal punto di vista nutrizionale), che unite a fagioli e pane raffermo rappresenta un piatto unico molto salutare.

Colazione a casa
- Bevanda preferita, fette biscottate integrali e qualche noce

Pranzo a casa
- Prima portata: pasta integrale con broccoletti e acciughe
- Seconda portata: scamorza
- Per concludere: cachi

Cena a casa
- Piatto unico: ribollita
- Per concludere: mandarini

2) Una giornata con mattina in palestra in autunno/inverno

La palestra è una buona abitudine a tutte le età e da quando è in pensione Vittorio M., che ha ancor più tempo da riempire, ci va anche tre volte alla settimana, preferibilmente la mattina dopo una piccola colazione. In questo caso il pasto di mezzogiorno sarà più robusto e sempre completo di fonti di carboidrati e proteine. Per la cena, la zuppa come piatto unico è sicuramente un'ottima scelta.

Colazione a casa

- Bevanda preferita, porridge ai fiocchi d'avena, mela e uvetta

Pranzo a casa

- Prima portata: zucca al forno con rosmarino
- Seconda portata: brasato con polenta
- Per concludere: melone bianco

Cena a casa

- Piatto unico: minestrone di verdura con riso rosso e cannellini

3) Una giornata in primavera/estate

Vittorio M., quando il tempo lo permette, non rinuncia mai alla sua passeggiata mattutina e neppure ai due passi dopo pranzo, un'abitudine molto salutare specialmente se quotidiana. Sembra infatti che le passeggiate, anche solo di mezz'ora ma quotidiane, rappresentino un vero e proprio fattore protettivo rispetto alle malattie legate all'invecchiamento. Il menu della giornata primaverile o estiva rispetto alle giornate invernali sarà senz'altro meno denso di energia.

Colazione a casa
- Bevanda preferita, albicocche e qualche noce

Pranzo a casa
- Prima portata: insalata valeriana con pompelmo e semi di zucca
- Seconda portata: pasta semintegrale al pomodoro fresco e basilico

Cena a casa
- Piatto unico: minestrone alla genovese con riso semintegrale

4) Una giornata con mattina in palestra in primavera/estate

Anche d'estate Vittorio frequenta la palestra che, vista l'aria condizionata, nelle giornate più calde è sicuramente una buona alternativa alla passeggiata in città. Quando le temperature salgono è molto importante mantenere un'adeguata idratazione. Può essere comodo acquistare una borraccia (ora ne vendono davvero di tutti i tipi, anche poco costose) per avere sempre con sé una scorta idrica e assumere almeno un litro e mezzo d'acqua durante la giornata. Dopo i 65 anni il rischio di disidratazione è maggiore, quindi è molto importante ricordarsi di bere molto, specialmente se si pratica attività fisica. Per rendere questo "dovere" più piacevole si può aromatizzare l'acqua con scorze di agrumi o frutti rossi, oppure mangiare cibi molto ricchi d'acqua come insalate e frutta fresca, prima di tutti l'anguria e il melone. Questi frutti tipici dell'estate sono anche ricchi di carotenoidi, molecole indicate nella prevenzione delle patologie della prostata. I carotenoidi si assorbono meglio con una fonte di grassi, quindi accompagnare l'anguria ad esempio con delle mandorle e il melone con delle noci.

Colazione a casa
- Bevanda preferita, yogurt con melone e fiocchi di cereali

Pranzo a casa
- Piatto unico: insalata di radicchio verde con noci, pomodori e formaggio di capra
- Pane integrale
- Per concludere: anguria con mandorle

Cena a casa
- Piatto unico: minestrone tiepido di legumi con scorza di limone grattugiata e prezzemolo

5) Una giornata con cena per gli amici

A Vittorio piace cucinare anche per i suoi numerosi amici, è particolarmente bravo con le ricette a base di pesce e cerca sempre di utilizzare le materie prime che offre la stagione. Questo rappresenta un altro vantaggio per la salute perché il pesce, in particolare quello azzurro, assicura un buon apporto di omega-3, gli acidi grassi essenziali per la nostra salute cerebrovascolare.

Meglio servire sempre verdure fresche all'inizio del pasto e sorbetti alla frutta per dessert, saranno sicuramente graditi.

Colazione a casa
- Bevanda preferita e biscotti secchi

Pranzo a casa
- Piatto unico: bulgur con lenticchie rosse e rosmarino
- Per concludere: arance

Cena a casa con amici
- Prima portata: pinzimonio
- Seconda portata: tortiera di alici e patate
- Terza portata: calamari ripieni
- Per concludere: sorbetto al melone con granella di pistacchi +, se graditi, due bicchieri di vino

6) Una giornata in coppia

Chi l'ha detto che anche gli appuntamenti galanti debbano andare in pensione? A Vittorio capita spesso di passare delle giornate in ottima compagnia e quindi bisogna senz'altro prevedere dei pasti adeguati a tale situazione. Non essendo appassionato di ristoranti sicuramente preferisce cucinare, magari delle portate relativamente semplici ma di sicuro effetto come la pasta con le sarde a pranzo e il vitello tonnato nella sua ricetta originale, che non prevede maionese, per la romantica cena. Infine, sciogliere un po' di cioccolato fondente al 70% a bagnomaria e versarlo su una coppetta di lamponi, ed ecco un dessert perfetto per una cena a due. Anche la colazione è un po' speciale, in pasticceria.

Colazione in pasticceria
- Bevanda preferita, marron glacé con le violette di zucchero

Pranzo a casa
- Prima portata: insalata di radicchio rosso e verde con mele e mandorle
- Seconda portata: pasta con le sarde
- Per concludere: mandarini

Cena a casa

- Prima portata: ratatouille di verdura
- Seconda portata: vitello tonnato
- Per concludere: lamponi ricoperti di cioccolato fondente al 70%

7) Una giornata dopo gli stravizi

Una serata impegnativa per l'organismo, in cui magari si è ecceduto con il cibo o con il vino, può capitare a tutte le età: in occasione delle festività, per esempio, è facile lasciare le sane abitudini ed esagerare con alcol e cibi grassi o troppo conditi. In questi casi vale la regola della minestra: prevedendo sia a pranzo sia a cena passati e minestre ci si assicura una buona idratazione, alla base del ripristino della forma fisica. Non dimentichiamo di condire con olio extravergine d'oliva, che con i suoi polifenoli contrasta lo stato infiammatorio causato dagli stravizi.

Colazione a casa

- Bevanda preferita, porridge ai fiocchi d'avena, mela e uvetta

Pranzo a casa
- Prima portata: passato di verdura con riso semintegrale
- Seconda portata: ricotta
- Per concludere: mela al forno

Cena a casa
- Piatto unico: minestrina con brodo di pollo e pastina integrale
- Per concludere: mela al forno

8) Una giornata di nuotate al mare

Le vacanze estive di Vittorio sono sempre al mare perché adora nuotare: tutte le mattine, mare permettendo, si allontana dalla costa anche per un paio d'ore. Sicuramente in questi casi il dispendio energetico aumenta parecchio ed è necessario quindi integrare con alimenti densamente energetici come frutta a guscio e frutta essiccata. Volendo, si possono trovare delle barrette a base di questi alimenti già pronte al supermercato o prepararle in casa (in rete abbondano le ricette per tutti i gusti). Vittorio, però, non vuol sentir parlare di barrette, preferisce gli alimenti così come sono. Per pranzo e cena ovviamente pesce e verdura di stagione.

Colazione a casa

- Bevanda preferita, pane di segale con olio extravergine d'oliva

Spuntino prima della nuotata

- Fichi secchi e noci

Pranzo a casa

- Prima portata: sgombro fresco al forno con capperi e patate
- Seconda portata: insalata di pomodori e basilico
- Per concludere: melone

Cena a casa

- Prima portata: verdure miste al forno con mentuccia
- Seconda portata: pasta alle vongole e cozze
- Per concludere: anguria con granella di mandorla

9) Una giornata all'insegna della tradizione

Vittorio è molto affezionato ai piatti della tradizione italiana, in particolare a quelli dell'Emilia Romagna e della Toscana, Regioni di origine dei suoi genitori. Bisogna allora trovare e contestualizzare dei piatti che possa realizzare quando la nostalgia si fa molto forte, dei veri e propri *comfort food*: la pappa al pomodoro, ricchissima di licopene biodisponibile, sembra fatta apposta per lui, e per cena, una volta ogni tanto, si può concedere un piatto di tagliatelle al ragù, ovviamente tutto fatto in casa.

Colazione a casa
- Bevanda preferita, albicocche secche e qualche noce

Pranzo a casa
- Prima portata: pappa al pomodoro
- Seconda portata: insalata con caprino e pere

Cena a casa
- Prima portata: pinzimonio
- Seconda portata: tagliatelle al ragù
- Per concludere: sorbetto al limone

10) Una giornata tuffo nella modernità

È giusto pensare alla tradizione, ma è altrettanto giusto provare le nuove tendenze del mondo moderno, e Vittorio è particolarmente incuriosito dalla cucina orientale. Sarà quindi l'occasione per assaggiare delle alghe e i tipici fagioli di soia verdi, inoltre una buona soluzione per un piatto unico è il chirashi, un letto di riso con sopra delle fettine di pesce crudo. Per cena, invece, al ristorante cinese potrà provare dei piatti semplici, come il pollo con le mandorle e la verdura cinese saltata. Anche nei ristoranti orientali si possono fare scelte che aiutino ad abbassare lo stato infiammatorio dell'organismo, o perlomeno a non innalzarlo… l'ananas a fine pasto può aiutare invece nella digestione.

Colazione a casa

- Bevanda preferita, cereali croccanti e latte di riso

Pranzo delivery

- Prima portata: insalata di alghe ed edamame
- Seconda portata: chirashi

Cena al ristorante cinese

- Prima portata: verdura cinese saltata
- Seconda portata: pollo con le mandorle e riso
- Per concludere: ananas

Ricapitolando

Ecco un vademecum di buone norme da seguire per chi ha tempo per volersi bene:

- Scegliere una colazione salutare: bevanda preferita con yogurt e fiocchi di cereali con frutta a pezzi, muesli con latte, frutta secca, frutta fresca. Evitare il più possibile la colazione fuori casa.
- Per pranzo e cena la prima preoccupazione è che ci sia della verdura e della frutta fresca, poi preferire i piatti unici come carne e patate, riso e legumi, pasta e pesce. Devono essere sempre presenti nel pasto verdura, frutta, grassi salutari, fonti di carboidrati e di proteine.
- Condire con olio extravergine d'oliva, spezie ed erbe, peperoncino fresco. Ridurre il sale il più possibile.
- Consumare cibi ricchi di carotenoidi come pomodoro, pompelmo rosa, anguria, albicocche ed erbe aromatiche, sempre accompagnati da una fonte di grassi salutari.
- Limitare il consumo di dolci: meglio a fine pasto o a colazione, piuttosto che fuori pasto.
- Bere almeno 1,5-2 litri di liquidi al giorno, soprattutto acqua. Bandire le bevande zuccherate.

Voglio una vita che non è mai tardi

Uomini che hanno una vita sregolata, con cene notturne, colazioni a pomeriggio inoltrato, tanti pasti fuori casa.
Musicisti, attori, personale in locali notturni, PR del mondo dello spettacolo e cantanti.

Vasco, nel testo di Cosa succede in città*, racconta del suo mal di stomaco, e Ligabue in* Tra palco e realtà*, cita il Maalox, noto farmaco contro i bruciori e i dolori di stomaco, come fidato compagno di avventure di musicisti e cantanti rock, e certamente molti suoi colleghi sarebbero d'accordo. Lo stomaco sembra infatti l'organo bersaglio di chi ha una vita sregolata dal punto di vista nutrizionale e non, e quindi si trova sul palcoscenico, ma non solo. Mangiare senza rispettare i ritmi giorno/notte, scegliere alimenti non propriamente salutari e abusare di alcol possono già essere fattori significativi che aprono facilmente la strada alla gastrite, se non a patologie più gravi. Ma anche stress e tensione portano a bruciori di stomaco e nausea, sintomi ben noti a chi soffre di questa patologia.*

Ancora prima della dieta, in caso di gastrite, è fondamentale adottare alcune norme di comportamento molto semplici: mangiare lentamente, perché una corretta masticazione rende più agevole la digestione, e fare sì che il pasto duri almeno 20 minuti; in questo modo si tiene a bada lo stress. È importante, infatti, durante il pranzo o la cena, cercare di lasciarsi alle spalle ogni nervosismo, godendosi il momento del pasto in tutta rilassatezza e poi fare due passi. Per quanto possibile, meglio evitare pasti abbondanti (specie alla sera), ripartendoli nell'arco della giornata e mantenendo il più possibile orari regolari senza mai saltare un pasto o ritardarlo eccessivamente.

Non vi sono vere e proprie restrizioni sui cibi da consumare, ma è corretto impostare una dieta che aiuti ad attenuare i sintomi come nausea e mal di stomaco, imparando a riconoscere quegli alimenti che li possano risvegliare o peggiorare, che sono molto soggettivi.

Fausto Z. è un fisarmonicista professionista di 55 anni, molto spesso è in tournée in Italia e all'estero per periodi che possono variare dai tre giorni a uno o due mesi. Naturalmente in questi casi soggiorna in alberghi che, a seconda di chi accompagna, possono essere di vario livello e le giornate si dividono in quelle dove la sera si svolgerà il concerto e quelle di riposo, chiamate *day-off*. A Fausto Z. è stata diagnosticata una gastrite, quindi oltre ai farmaci prescritti dal suo medico si rivolge alla sottoscritta per avere consigli riguardo all'alimentazione. Dopo la consueta lunga intervista, ho sufficiente materiale per suggerire comportamenti salutari nelle diverse occasioni che si possono presentare a un musicista. Ovviamente sono validi anche per un attore o per chi ruota con diversi ruoli intorno al mondo dello spettacolo e dell'intrattenimento. L'unico punto su cui Fausto Z. è inflessibile è il consumo di alcol: impossibile scendere sotto i due bicchieri di vino al giorno. Pur essendo senz'altro un fattore di rischio per le patologie legate al sistema gastrointestinale, bisogna raggiungere dei compromessi... quindi ok, massimo due bicchieri di vino al giorno.

1) Una giornata estiva con concerto

Quando Fausto Z. è in tournée, il giorno più disordinato dal punto di vista dei pasti è quello del concerto: ci si sveglia tardi la mattina e si fa un'abbondante colazione (una specie di brunch) per poi andare con calma alle prove. In teatro generalmente un catering prima del concerto allestisce per i musicisti una specie di merenda rinforzata con frutta e panini: garantisce l'energia per arrivare alla cena che sarà dopo il concerto, in genere non prima di mezzanotte. In albergo può allora approfittare per mangiare ottima frutta fresca pelata e tagliata, che di solito non manca mai, con l'aggiunta di frutta a guscio come noci e nocciole; poi, yogurt o formaggio fresco e cereali integrali in fiocchi. Per la merenda pre-concerto, optare per panini e tramezzini senza salumi, con l'accortezza di non farsi mai mancare almeno un po' di verdura fresca. A cena, vista l'ora tarda, cercare assolutamente di non appesantirsi troppo: una buona soluzione è il piatto unico con verdura, pesce o carne e patate. Le patate cotte al vapore o al forno con pochi grassi sono una panacea per lo stomaco, così come un'insalata con olio extravergine d'oliva ed erbe aromatiche.

Colazione in albergo

- Bevanda preferita, muesli con yogurt bianco e frutta fresca

Merenda pre-concerto

- Tramezzini di pane integrale con salmone, avocado e lattuga
- Frutta e verdura fresca di stagione, frutta a guscio non salata

Cena al ristorante a tarda notte

- Piatto unico: insalata di polpo e patate
- Per concludere: sorbetto al limone +, se graditi, due bicchieri di vino

2) Una giornata invernale con concerto

In inverno ci si può permettere un menu più denso di energia: per colazione pane di segale con formaggio fresco e marmellata di mirtilli, per la merenda pre-concerto, oltre alla consueta verdura e frutta di stagione, i tramezzini saranno a base di uova sode. Per la cena a tarda notte il salmone può rappresentare una buona scelta, oltretutto non si fatica a trovarlo nei menu di ristoranti e alberghi, anche all'estero.

Colazione in albergo

- Bevanda preferita, pane di segale con formaggio fresco e marmellata di mirtilli

Merenda pre-concerto

- Tramezzini di pane integrale con uova sode, zucchine e lattuga
- Frutta e verdura fresca di stagione, frutta a guscio non salata

Cena al ristorante a tarda notte

- Piatto unico: salmone al forno con patate prezzemolate +, se graditi, due bicchieri di vino

3) Una giornata autunnale con concerto

In autunno la scelta sarà indirizzata verso frutta e verdura di stagione come uva e cachi oppure zucca, ricca in carotenoidi. Per la cena, polenta e spezzatino di pollo può essere una buona opzionc anchc pcr chi soffrc di mal di stomaco, a patto naturalmente che il condimento non sia troppo grasso o salato.

Colazione in albergo

- Bevanda preferita, pane integrale con uova strapazzate e tagliata di frutta

Merenda pre-concerto

- Tramezzini di pane integrale con hummus e lattuga
- Frutta e verdura fresca di stagione, frutta a guscio non salata

Cena al ristorante a tarda notte

- Piatto unico: polenta con spezzatino di pollo ai funghi +, se graditi, due bicchieri di vino

4) Una giornata primaverile con concerto

In primavera è facile trovare nei buffet delle prime colazioni degli alberghi ottima frutta di stagione come le fragole, ricche di vitamina C e altri composti attivi benefici per l'organismo. Si possono consumare anche tutte le mattine, accompagnate a yogurt naturale, quindi non zuccherato.

Colazione in albergo

- Bevanda preferita, yogurt con fragole e mirtilli freschi

Merenda pre-concerto

- Tramezzini con insalata di pollo
- Frutta e verdura fresca di stagione, frutta a guscio non salata

Cena al ristorante a tarda notte

- Piatto unico: dentice al forno con patate e zucchine +, se graditi, due bicchieri di vino

5) Una giornata *day-off*

Le giornate *day-off*, vale a dire quelle che inframezzano i concerti durante le tournée, dovrebbero essere l'occasione per regolarizzarsi un po' con gli orari dei pasti e, anche se ovviamente si dovrà consumare tutti e tre i pasti in albergo o al ristorante, sarà meglio per lo stomaco scegliere piatti semplici e poco conditi. Fausto Z., con altri musicisti dell'orchestra, spesso, quando le tournée sono in città e quindi c'è maggiore scelta, sceglie per il pranzo dei ristoranti bio in cui si servono "granaglie", come dice lui. Questa può essere un'ottima soluzione e lo stomaco ringrazierà della tregua.

Colazione in albergo
- Bevanda preferita, porridge con mela e uvetta sultanina

Pranzo al ristorante biologico
- Prima portata: zucchine grigliate con prezzemolo
- Seconda portata: riso semintegrale con fagioli azuki rossi e verdi
- Per concludere: macedonia

Cena al ristorante o in trattoria
- Prima portata: valeriana con pere e caprino
- Seconda portata: hamburger di manzo e pane tostato integrale +, se graditi, due bicchieri di vino

6) Una giornata durante una tournée all'estero (Spagna)

Una delle mete preferite di Fausto Z. è la Spagna (come dargli torto!), anche se spesso tra tapas e sangria poi si ritrova a non poter prendere sonno dal dolore allo stomaco. Certamente in albergo sarà disponibile una colazione "internazionale", quindi il muesli con un po' di yogurt può essere il modo giusto per iniziare la giornata. Per pranzo vanno benissimo le tortillas, piatto tipico a base di uova e patate che sazia e dà il giusto apporto di carboidrati e proteine; se le patate sono poche, aggiungere qualche crostino integrale. Per cena la "paella alla valenciana", il tipico riso con verdura, pesce, frutti di mare e zafferano, senz'altro rappresenta il piatto unico per eccellenza; un pasto salutare soprattutto se preceduto da qualche tapas vegetariana.

Colazione in albergo
- Bevanda preferita, muesli con frutta fresca e yogurt bianco

Merenda pre-concerto
- Tortillas di patate con crostini di pane
- Frutta e verdura fresca di stagione, frutta a guscio non salata

Cena al ristorante a tarda notte
- Prima portata: tapas di sole verdure
- Seconda portata: paella alla valenciana +, se graditi, due bicchieri di sangria

7) Una giornata *hangover*

A molti musicisti spesso capita di esagerare con alcol e ore piccole e quindi si svegliano la mattina con un gran mal di testa e lo stomaco sottosopra. Fausto Z. vorrebbe qualche rimedio per casi come questo, e anche se non conosco intrugli miracolosi, sono certa che un'attenta idratazione e un'alimentazione adeguata possono aiutare nella giornata di *hangover*. Per cominciare, fiocchi d'avena cotti in un po' d'acqua che daranno immediato sollievo, poi nel corso della giornata proseguire con piatti leggerissimi, senza dimenticare di bere acqua, specialmente la mattina. Nella giornata *hangover* niente alcol.

Colazione a casa

- Bevanda preferita, porridge con fiocchi d'avena, albicocche secche e pera

Pranzo a casa

- Prima portata: centrifuga con carota e mela
- Seconda portata: riso semintegrale olio e limone

Cena a casa

- Piatto unico: cuscus con zucchine e dadini di pesce spada con menta
- Per concludere: mele al forno

8) Una giornata al mare

Nel tempo libero tra una tournée e una registrazione, Fausto Z. ama portare la famiglia in gita al mare in Liguria. È molto salutare passare una giornata all'aria aperta e con pochi accorgimenti è possibile effettuare scelte corrette anche al ristorante. E visto che il contesto lo permette, progettare sempre delle passeggiate dopo i pasti: l'attività fisica all'aria aperta, anche in questo caso, può essere di grande giovamento.

Colazione a casa

- Bevanda preferita, biscotti secchi, pesche

Pranzo al ristorante

- Prima portata: borragine saltata in padella
- Seconda portata: trofie al pesto di noci
- Per concludere: melone

Cena al ristorante

- Prima portata: minestrone alla genovese
- Seconda portata: calamari in guazzetto +, se graditi, due bicchieri di vino

9) Una giornata durante una tournée in Italia (Puglia)

Nelle tournée italiane, sembrerebbe più facile operare scelte salutari, ma in realtà il nostro Paese offre delle specialità locali succulente ed è molto difficile resistere! Il trucco sta nel trovare anche tra le specialità del territorio qualcosa che sia ricco di verdura, e nella patria della Dieta mediterranea non è difficile!

Colazione in albergo

- Bevanda preferita, fette biscottate integrali, marmellata e frutta fresca

Merenda pre-concerto

- Panini a base di puccia (pane di grano duro), verdure ripassate e mozzarelle
- Frutta fresca di stagione, frutta a guscio non salata

Cena al ristorante a tarda notte

- Prima portata: soutè di vongole veraci
- Seconda portata: orecchiette con le cime di rapa +, se graditi, due bicchieri di vino

10) Una giornata dedicata a lei

Con tutto questo girovagare si rischia di trascurare le proprie compagne, e per farsi perdonare le molte assenze Fausto Z., ogni tanto si mette ai fornelli e cucina per sua moglie qualcosa di speciale. I menu a base di pesce sono generalmente graditi dalla popolazione femminile, oppure ci si può sbizzarrire con verdure sfiziose come gli asparagi. L'importante è costruire un menu per lei, che naturalmente piaccia anche a lui!

Colazione a casa

- Bevanda preferita, fette biscottate integrali con marmellata di frutta al 100%, qualche noce

Pranzo a casa

- Prima portata: riso Venere con asparagi
- Seconda portata: farinata di ceci con carciofi e pane tostato integrale

Cena al ristorante

- Prima portata: insalata tiepida di mare
- Seconda portata: maccheroni con rana pescatrice e zucchine
- Per concludere: fragole con la panna montata +, se graditi, due bicchieri di vino

11) Una giornata in montagna

Altra meta preferita per le gite in famiglia è per Fausto Z. la montagna. Camminare all'aria aperta è uno dei comportamenti più protettivi per la salute, quindi gite di questo tipo andrebbero organizzate spesso. Bisogna però adottare qualche accorgimento per regolarsi con il pranzo al sacco e la cena al ristorante, affinché tutti gli aspetti positivi non vengano vanificati da pasti troppo pesanti. Un'insalata di sgombro sott'olio o al naturale (magari a basso contenuto di sale) può essere un'ottima farcitura per il pane di segale che si trova facilmente al supermercato, mentre in qualche ristorante ruspante si può ancora gustare la polenta con le uova, magari del pollaio poco distante.

Colazione a casa

- Bevanda preferita, biscotti secchi e qualche noce e albicocche secche

Pranzo al sacco

- Pane di segale con insalata di sgombro
- Carote crude e banane

Cena al ristorante

- Prima portata: radicchio rosso al forno
- Seconda portata: polenta e uova +, se graditi, due bicchieri di vino

Ricapitolando

Ecco un vademecum di buone norme da seguire per chi vuole una vita che non è mai tardi:

- Scegliere una colazione salutare: bevanda preferita con pane integrale e marmellata o muesli con latte, frutta secca e frutta fresca, anche e soprattutto in albergo dove in genere la scelta c'è.
- Per la merenda pre-concerto, o quando si prevede una cena molto tardi, assicurarsi che ci sia della verdura e della frutta fresca. Nei panini evitare i salumi. Preferire la frutta a guscio non salata.
- A cena fuori ordinare la verdura come prima portata (verdure al vapore o alla griglia) e come seconda portata meglio un piatto unico come pesce con patate.
- Per cena, a casa, approfittare per sperimentare zuppe e creme di verdura di qualsiasi tipo con legumi, cereali in chicco, pasta integrale crostini, eccetera. Devono essere sempre presenti nel pasto verdura, frutta, fonti di carboidrati e di proteine.
- Condire sempre con olio extravergine d'oliva, spezie ed erbe aromatiche. Ridurre il sale.

- Attenzione all'eccessivo consumo di sale, limitare salumi, formaggi stagionati, prodotti da forno come pizze e focacce, olive e in generale alimenti conservati.
- Limitare il consumo di dolci: meglio a fine pasto o a colazione, piuttosto che fuori pasto.
- Bere almeno 1,5-2 litri di liquidi al giorno, soprattutto acqua. Bandire le bevande zuccherate.
- Ricordarsi dopo il pasto di alzarsi e fare una breve passeggiata.

I menu per esigenze particolari

Anche per chi ha esigenze nutrizionali specifiche, per scelta personale o per allergie e intolleranze, la base dei menu è il "piatto del mangiar sano", che definisce la composizione di un pasto bilanciato: della verdura, un po' di frutta, una fonte di carboidrati, una di proteine e dei grassi salutari. Non è difficile, l'importante è non farsi affascinare dai prodotti "senza" e scegliere gli alimenti "naturalmente privi di"; inoltre prediligere sempre il fresco invece del conservato, tale quale la nutrizione onnivora.

È importante sapersi orientare nell'oceano di informazioni su intolleranze e allergie alimentari in cui siamo immersi, dal momento che l'abbondanza di informazioni a riguardo non è necessariamente sinonimo di giusta informazione. L'offerta di test diagnostici per intolleranze e allergie alimentari è vastissima, ma non bisognerebbe mai rivolgersi a personale non sanitario (centri estetici, palestre) per effettuarli. Tra i test che non hanno un'evidenza scientifica, ma che spesso vengono ugualmente proposti, ci sono: dosaggio IGg4, test citotossico, Alcat test, test elettrici (vegan\test, elettroagopuntura di Voll, bioscreening, biostrengt test, sarm test, moratest), test kinesiologico, dria test, analisi del capello iridologia, biorisonanza, pulse test, riflesso cardiaco auricolare.

Da una dieta completa e corretta non dovrebbe essere escluso nessun alimento: non il glutine, se non naturalmente nel caso di una diagnosi di patologia glutine correlata, né latte e derivati, se non in presenza di diagnosi certa di intolleranza al lattosio o allergie alle proteine del latte. Solo un professionista competente (dietologo, medico di medicina generale, pediatra, allergologo, diabetologo, endocrinologo) può prescrivere un regime alimentare che prevede l'esclusione completa di uno o più alimenti, monitorandone l'andamento, individuando eventuali deficit nutrizionale e, nel caso di bambini, assicurando una crescita regolare.

Menu vegetariano

Troverete in questo libro molti altri menu che rispondono a questo requisito, perché in realtà nel corso di una settimana si può fare a meno di carne e pesce davvero facilmente, anche senza pensarci. Chi è vegetariano deve fare attenzione a non esagerare con il formaggio, certo una comoda soluzione ma spesso troppo ricco in grassi saturi e sale, e neanche ricorrere regolarmente a succedanei della carne, come gli hamburger di soia, per le stesse ragioni. Altro discorso per il tofu preparato cagliando il latte di soia: si trova anche nei ristoranti veg, può rappresentare una buona fonte di proteine e si presta a diverse preparazioni, dal ripieno per torte salate agli sformati. Sfruttare invece le proteine dei legumi, della frutta a guscio e dei semi oleaginosi è obbligatorio per chi sceglie una via vegetariana.

Colazione a casa

- Bevanda preferita, yogurt intero, qualche noce e una banana

Pranzo al ristorante

- Prima portata: insalata con scarola, uvetta e pinoli
- Seconda portata: sformato di spinaci e tofu con patate al forno
- Per concludere: sorbetto alla menta

Cena a casa

- Piatto unico: riso basmati con ceci al rosmarino, crema di cavolfiore e semi di zucca tostati
- Per concludere: arance flambé

Menu vegano

Il veganismo negli ultimi anni ha senz'altro preso piede ed è facile imbattersi in ristoranti e prodotti al supermercato con il simbolo "vegan". A differenza della dieta vegetariana, quella vegana esclude tutti i prodotti animali come formaggi, uova e latte, quindi è necessario rivolgersi a un medico per farsi prescrivere un'integrazione giornaliera di vitamina B12. Quando si intraprendono diete che escludono molti alimenti, infatti, sarebbe bene rivolgersi a un medico per non incorrere in carenze di varia natura. Inoltre va ricordato che l'aggettivo "vegano" aggiunto a un piatto oppure a un prodotto non dà alcuna accezione salutistica, dal momento che il produttore non ha alcun obbligo "nutrizionale" da rispettare. Per intenderci, anche il gin o il whisky sono vegani, eppure non proprio salutari! Chi fa una scelta di questo tipo quindi dovrebbe fare attenzione alle etichette tanto quanto gli onnivori e scartare prodotti troppo salati, o dolci, o grassi. Come per i vegetariani consiglio largo uso di legumi e derivati (farine di legumi, pasta a base di legumi) frutta a guscio e semi oleaginosi.

Colazione a casa

- Bevanda preferita, fiocchi d'avena, fichi secchi e qualche noce con latte di mandorla

Pranzo al ristorante

- Prima portata: funghi trifolati
- Seconda portata: pasta e fagioli
- Per concludere: frutti di bosco

Cena a casa

- Prima portata: ravanelli in pinzimonio

- Seconda portata: quinoa con fave spezzate, carote e semi di sesamo
- Per concludere: una banana

Menu senza glutine

La patologia celiaca è molto diffusa nella popolazione e l'unica terapia è la dieta priva di glutine. Questo non fa del glutine qualcosa di nocivo in generale, lo è solo per le persone a cui è stata diagnosticata tale intolleranza, attraverso esami validati scientificamente, prescritti da un medico. Anche in questo caso, sebbene per ragioni diversissime, consiglio di non consumare abitualmente prodotti confezionati *gluten free*, ma preferire come fonti di carboidrati complessi gli alimenti naturalmente privi di glutine come riso, mais, amaranto, grano saraceno, quinoa. Per le fonti di proteine e grassi il celiaco si comporterà esattamente come l'onnivoro.

Colazione a casa

- Bevanda preferita, gallette di riso e mais con marmellata di frutta al 100% e crema di nocciola

Pranzo in mensa

- Prima portata: insalata di carciofi e grana con olio extravergine d'oliva
- Seconda portata: risotto al radicchio rosso trevigiano
- Per concludere: uva

Cena

- Prima portata: pinzimonio
- Seconda portata: polenta di mais e grano saraceno con baccalà mantecato +, se gradito, un bicchiere di vino

Menu senza lattosio

Altra intolleranza diffusa nella popolazione è quella al lattosio, facilmente diagnosticabile con il Breath test (se avete qualche sospetto, potete chiedere al vostro medico di prescrivervelo). Il lattosio è lo zucchero del latte, molto presente nei latticini freschi, meno nei prodotti stagionati proprio perché rappresenta il substrato per i microorganismi responsabili della stagionatura. Anche lo yogurt non ne contiene molto perché i batteri lattici si nutrono appunto di lattosio.

Comunque, a meno che non si abbia una gran passione per il latte fresco e i formaggi freschi – e in tal caso vanno bene i prodotti delattosati in commercio –, si può tranquillamente evitare questi alimenti. Anche qui attenzione alle etichette dei sostitutivi di latte e derivati: bevande e yogurt vegetali sempre meglio senza zuccheri aggiunti.

Colazione a casa
- Bevanda preferita, spremuta d'arancia, pane integrale tostato con marmellata di frutta al 100%

Pranzo
- Prima portata: erbette all'agro
- Seconda portata: arrosto di vitello con patate
- Per concludere: macedonia

Cena in pizzeria
- Prima portata: insalata misticanza, merluzzo e pomodori pachino
- Seconda portata: pizza rossa con verdure miste
- Per concludere: pere al vino

Ringraziamenti

Ringrazio tutti coloro con cui ho collaborato in libri precedenti – è anche grazie a voi che ho trovato la fiducia in me stessa come autrice solinga –, in ordine di apparizione: Umberto Veronesi, Giovanna Gatti, Marco Bianchi, Stefania Ronzoni, Anna Maria Marconi, Pier Giuseppe Pelicci e la strepitosa Eliana Liotta.

Ringrazio Rossella Biancardi e Lydia Salerno che hanno creduto nella mia idea e Maria Pontisso, ottima compagna di viaggio.

Una menzione d'onore per Francesca Ghelfi, Maria Tieri e Krizia Ferrini, nutrizioniste che sono, o sono state, la mia squadra del cuore.

Un abbraccio alle mie amiche che mi sopportano e che mi hanno aiutato tanto anche in questo percorso.

Grazie alla mia famiglia sempre vicina, in particolare mamma che mi ha insegnato il valore e la difficoltà della scrittura.

E poi ringrazio i miei pazienti maschi per l'ispirazione, ma spero in realtà che mi ringrazino loro per questo libro!

Bibliografia

Libri

- Keys, Ancel, Keys, Margaret, *Eat Well and Stay Well the Mediterranean way*, Doubleday &Co., Garden City, New York 1959
- Bendich, Adrianne, Deckelbaum, Richard J., *Preventive Nutrition: the Comprehensive Guide for Health Professionals*, Humana Press, New York 2010
- Borghi, Claudio, Cicero, Arrigo F.G., *Nutraceutici e alimenti funzionali in medicina preventiva*, Bononia University Press, Bologna 2011
- Webb, Geoffrey P., *Dietary Supplements and Functional Foods*, Wiley-Blackwell, UK 2011
- Veronesi, Umberto, *La dieta del digiuno*, Mondadori, Milano 2013
- Ross, Catharine A., Caballero, Benjamin, Cousins,

Robert J., Tuker, Katherine L., Ziegler, Thomas R., *Modern Nutrition in Health and Disease*, Lippincott Williams & Wilkins, Philadelphia 2014
- Ferrini, Krizia, Ghelfi, Francesca, *L'alimentazione in 100 domande*, Altroconsumo Edizioni, Milano 2015
- Liotta, Eliana, Pelicci, Pier Giuseppe, Titta, Lucilla, *La dieta Smartfood*, Rizzoli, Milano 2016
- Liotta, Eliana, Titta, Lucilla, *Le ricette Smartfood*, Rizzoli, Milano 2016

Siti web

- Ministero della Salute – www.salute.gov.it
- CREA Alimenti e Nutrizione, Centro studi del Consiglio per la Ricerca in agricoltura e l'analisi dell'Economia Agraria – http://nut.entecra.it/
- Istituto Superiore di Sanità – www.iss.it
- Epicentro, portale dell'epidemiologia per la sanità pubblica a cura del Centro Nazionale di Epidemiologia, Sorveglianza e Promozione della Salute (CNESPS) – www.epicentro.iss.it
- Società Italiana di Nutrizione Umana (SINU), so-

cietà senza scopo di lucro che riunisce gli esperti legati al mondo della nutrizione – www.sinu.it

- Istituto Europeo di Oncologia (IEO) – www.ieo.it
- Fondazione IEO-CCM (Istituto Europeo di Oncologia e Centro Cardiologico Monzino) – http://www.fondazioneieoccm.it
- Nutrition Foundation of Italy (NFI), associazione italiana no-profit che promuove lo sviluppo della ricerca scientifica in ambito nutrizionale – www.nutrition-foundation.it
- Fondazione Umberto Veronesi – www.fondazioneveronesi.it
- Associazione Italiana di Dietetica e Nutrizione Clinica – www.adiitalia.net
- Europa Uomo, associazione per l'informazione sulle patologie prostatiche – www.europauomo.it
- Società Italiana di Ortopedia e Traumatologia – www.siot.it
- World Health Organization (WHO), in italiano Organizzazione Mondiale della Sanità (OMS) – www.who.int/en/
- World Cancer Research Fund International (WCRF), in italiano Fondazione Mondiale per la Ricerca sul

Cancro: un'autorità nella ricerca sulla prevenzione del cancro correlata alla dieta, peso e attività fisica – www.wcrf.org

- International Agency for Research on Cancer (IARC), l'Agenzia Internazionale per la Ricerca sul Cancro dell'Organizzazione Mondiale della Sanità – www.iarc.fr
- The European Food Information Council (EUFIC), organizzazione senza fini di lucro con sede in Belgio che fornisce ai consumatori informazioni sull'alimentazione – www.eufic.org
- American Dietetic Association, associazione scientifica per la diffusione e l'innovazione della dietetica – www.eatright.org/
- American Diabetes Association, associazione scientifica per la prevenzione e la cura del diabete – www.diabetes.org
- American College of Gastroenterology, associazione scientifica per la ricerca in gastroenterologia e la cura del paziente – https://gi.org
- Banca Dati di Composizione degli Alimenti per Studi Epidemiologici, in Italia Istituto Europeo di Oncologia (IEO-BDA) – www.bda-ieo.it

- Glycemic Index, il sito dedicato all'indice glicemico degli alimenti, con l'International GI Database, a cura dell'australiana University of Sidney – www.glycemicindex.com
- PubMed, banca dati dell'US National Library of Medicine, che fa capo all'istituzione americana National Institute of Health – www.ncbi.nlm.nih.gov/pubmed

Indice

Seconda parte
MENU PER OGNI UOMO